TRAITEMENT

DE LA

FIÈVRE TYPHOÏDE

PAR

LE DR JUHEL-RÉNOY

Médecin des Hôpitaux

PARIS

RUEFF ET CIE, ÉDITEURS

106, BOULEVARD SAINT-GERMAIN, 106

BIBLIOTHÈQUE MÉDICALE

PUBLIÉE SOUS LA DIRECTION

DE MM.

J.-M. CHARCOT	G.-M. DEBOVE
Professeur à la Faculté de médecine de Paris, membre de l'Institut.	Professeur à la Faculté de médecine de Paris, médecin de l'hôpital Andral.

BIBLIOTHÈQUE MÉDICALE
CHARCOT-DEBOVE

PRÉFACE

Peu de maladies ont suscité autant de discussions thérapeutiques que la fièvre typhoïde. Le luxe des moyens prônés dit assez l'indigence de la plupart d'entre eux ; et, si ce livre n'a d'autre utilité que de montrer la vanité d'un grand nombre, il aura atteint une partie de son but.

Ce n'est pas tout. Je désire, dans les pages qui vont suivre, non seulement passer au crible d'une sévère critique trop de médications vantées, mais aussi démontrer qu'il en est quelques-unes — sinon une — qui méritent la faveur du public. Les progrès réalisés dans ces dernières années démontrent d'une façon précise que le thérapeute, presque aussi bien que l'hygiéniste, a pu combattre la fièvre typhoïde, c'est l'étude de ces moyens qui a donné naissance à ce petit livre.

« Pourquoi, dira-t-on, un nouvel ouvrage après tant d'autres? » Je répondrai — et j'ai l'espoir que les lecteurs voudront bien partager cet avis, que j'ai cru nécessaire de présenter un peu plus impartialement que mes devanciers l'état de la question. — Tel est le but de cet opuscule.

JUHEL-RÉNOY.

Octobre 1892.

PLAN DU LIVRE

Traiter une maladie ou la prévenir, voilà les deux problèmes sans cesse proposés aux méditations des médecins. Le dernier est à coup sûr le plus important, puisque, en fait, il ne tend à rien moins, un peu idéalement il est vrai, qu'à rendre inutile l'intervention du médecin, en supprimant la maladie. Cantonné dans ces régions, l'hygiéniste pourrait regarder avec quelque dédain le médecin; mais, par malheur, le temps n'est pas encore venu où l'hygiène impeccable nous permettra de nous garantir contre toute maladie, si connue que soit sa cause: force nous sera encore long-temps d'essayer de guérir ce que nous n'au-rons pas su prévenir. C'est notre œuvre quotidienne, c'est d'elle surtout qu'il est question ici.

Le plan que j'ai adopté pour la rédaction de ce livre m'a été dicté par ces idées fondamentales. J'ai donc essayé de juger la valeur des médications en général; j'ai démontré sans peine qu'il n'y avait pas de médication spécifique ou abortive: c'est là l'objet du premier chapitre.

Dans les deux chapitres suivants j'ai étudié la prophylaxie, l'hygiène qui conviennent à tous les malades frappés par le typhus abdominal.

Ceci fait, et c'est la matière des cinq chapitres suivants, j'ai examiné la plupart des méthodes vantées, j'ai montré leurs côtés faibles; enfin, trouvant dans cette revue thérapeutique une médication donnant un succès à peu près assuré dès l'instant qu'elle est bien et assez tôt appliquée, j'en ai conseillé l'adoption aux médecins qui me liront: c'est la conclusion logique et dernière du livre.

TRAITEMENT

DE LA

FIÈVRE TYPHOÏDE

CHAPITRE PREMIER

LES MÉDICATIONS ET LEUR VALEUR

Pour apprécier la valeur d'une médication, je n'ai pas cru nécessaire d'abandonner le plan suivi par mes devanciers. Si c'est aux fruits qu'on juge l'arbre, c'est aussi aux résultats qu'on juge les médications. Pour établir un jugement fondé, j'ai donc fait comparaître au ban de la critique ces médications. J'ai noté, d'après les auteurs, d'après moi-même, les modifications qu'elles apportaient partiellement ou généralement; pour prendre un

exemple, j'ai montré que, si les antithermiques abaissaient mieux la fièvre que les
antiseptiques, ils ne répondaient cependant
qu'en partie à une indication secondaire. Ce
n'est qu'après avoir fait le procès de ces différents moyens, que je me suis cru en droit de
conclure en faveur de l'un d'eux, qui *paraît*
satisfaire à la plupart des indications. Je dis
à la plupart, ne connaissant pas une méthode qui s'oppose absolument à la production d'une péritonite ou d'une hémorragie.

J'ai donc examiné les méthodes anciennes,
puis les modernes, avec les divisions tradi-
tionnellement imposées : *Antithermiques, Antipyrétiques, Toniques, Antiseptiques*, etc., et autres, tout en me redisant qu'écrire un livre sur
le traitement d'une maladie était chose fragile,
que c'était, à proprement parler, bâtir sur le
sable, car l'erreur d'aujourd'hui sera peut-
être la vérité de demain, et la fortune de la
thérapeutique est si changeante, qu'il faudrait
être bien présomptueux pour s'imaginer écrire
un ouvrage *ne varietur*. C'est en me remémo-
rant ces vieilles vérités que j'ai fait l'exposé

sommaire des médications tentées contre la fièvre typhoïde. Le plus grand nombre d'entre elles ont eu le sort des choses vantées outre mesure, elles sont mortes, et je ne m'attarderai pas à vouloir les faire revivre, quelques-unes se disputent la faveur du corps médical : ce sont ces dernières qui m'occuperont.

Je tiens à déclarer de suite qu'on ne trouvera pas ici le comment et le pourquoi des traitements. Je reste persuadé que, quoi qu'on en dise en haut lieu, nous sommes asservis pour de longues années encore à ne juger la thérapeutique que sur ses résultats; que le laboratoire du physiologiste, du bactériologue, comme celui du chimiste, ne peut nous être que d'un faible secours, et qu'il nous importe avant tout de guérir le plus souvent et le mieux nos malades. J'ai donc rejeté de parti pris tout ce qui avait l'allure d'une théorie; j'ai essayé de montrer au médecin, par des faits pratiques et non point par des raisonnements *a priori*, quelles étaient les médications qui *à l'heure actuelle* se recommandaient à sa faveur; en un mot, j'ai repoussé l'école de ces

singuliers thérapeutes qui veulent faire de la
médecine une sorte d'équation algébrique, et
qui, étant donnée la question qui nous occupe,
tiennent à peu près le raisonnement suivant :
« Soit un bacille typhique : quelle est la meilleure façon de l'atteindre? » Aussitôt d'intervenir avec une nuée de préparations antiseptiques, qui toutes doivent tuer en un rien de
temps l'ennemi, mais ne guérissent pas le
malade!

Que nous importe, en effet, que la fièvre
typhoïde soit engendrée par un bacille qui,
par les produits solubles qu'il sécrète, em-
poisonne l'organisme! Avons-nous un moyen
d'anéantir ce parasite? pouvons-nous neutra-
liser les poisons qu'il déverse? Non. Il nous
faut accepter la lutte avec cet ennemi : nous
devons nous borner à lui faire quitter la place
le plus rapidement, à guetter les attaques qu'il
tente en des points si divers. Notre prudence
nous aide certainement à déjouer quelques-
uns de ses coups, mais non pas tous. Voilà ce
que la clinique nous enseigne depuis longtemps
et cela se résume à dire : Aucune médication

spécifique n'existe. L'hygiène, la prophylaxie doivent être l'objet de toute notre sollicitude. Certes, nous pouvons lutter contre le mal, le terrasser presque toujours. Est-il beaucoup de maladies dont on puisse parler ainsi? C'est la revue des moyens dont nous disposons qui fait l'objet de ce livre.

Je pense que les praticiens me sauront gré de leur indiquer, aussi fidèlement que possible, quelles sont les armes les plus sûres, les moins périlleuses dont ils disposent pour la lutte. Encore une fois, si je ne puis leur dire comment ils auront raison de l'ennemi, il suffira, je pense, qu'ils sachent qu'ils le pourront; ce que faisant, ils feront de la vraie thérapeutique, et non de la médecine expérimentale.

J'ai dit qu'aucune médication spécifique du mal n'existe, si l'on entend par spécifique un agent capable de faire avorter le germe de la maladie ou de le tuer dès son attaque; en un mot, il n'y a pas de médications jugulant la fièvre typhoïde.

Cette franche déclaration m'évitera la peine

de réfuter une nouvelle fois les prétentions émises par tant de prôneurs de médicaments nouveaux. Comme mes devanciers, je souhaite l'avènement prochain du médicament spécifique, je n'en nie pas la probable venue, maintenant que le bacille typhique nous est connu, que sa vie, ses conditions de développement, nous deviennent plus familières; mais encore une fois je répète qu'en ce moment aucun médicament ne peut se targuer de jouir de cette propriété. Il me paraît tout à fait sans intérêt d'essayer de prévoir quelles qualités devra posséder ce médicament inconnu, comment il ne devra pas tuer le malade en atteignant le microbe, de montrer que jusqu'ici s'il est facile de s'opposer *in vitro* au développement d'une culture, que si sans difficultés on neutralise, dans le laboratoire, les produits toxiques dérivés de ces organismes, il n'en est pas de même en clinique; que sous l'étiquette d'antisepsie intestinale on vante une foule de préparations qui ne font nullement du conduit intestinal un milieu stérile; que, pour tout dire, nous payons en ce moment notre tribut thérapeutique au laboratoire, d'où sont sorties tant de retentissantes recherches, mais que, sans crainte d'être faux prophète, il ne se passera pas long temps où, les lanceurs des nouvelles méthodes étant oubliés, il en ira de même des médications si fort vantées.

Ce que je me propose, n'ayant d'autre but que de dire aux médecins ce que je crois la vérité, je ne craindrai pas, dans les pages qui vont suivre, de juger, comme il me paraît convenir, une foule de médications. Le nom de leurs parrains n'est pas pour m'émouvoir, car je pense qu'il importe plus à une méthode thérapeutique d'être bonne, que logique.

Il faut sans cesse ramener l'esprit des médecins aux débuts de notre art, leur montrer que nous ne sommes que des empiriques dégrossis, et que toutes les fois que nous avons voulu nous élever au rang de savants nous n'avons fait qu'entasser erreur sur erreur; que chaque fois que nous avons traité nos malades comme un animal de laboratoire ou une cornue, les plus amères déceptions nous ont été réservées.

CHAPITRE II

PROPHYLAXIE

Les mesures de prophylaxie générale s'adressent à tous, mais il convient de les envisager sous deux aspects différents : le premier, qui nous arrêtera peu, encore qu'il soit le plus important, et qui consiste à distribuer aux populations une eau exempte du poison typhique, à remanier de fond en comble notre déplorable système de vidange, enfin à assurer à chaque individu le cubage d'air nécessaire, l'alimentation saine, auxquels il a droit; le second, c'est la prophylaxie qui s'adresse à la maladie réalisée, c'est celle qui nous retiendra spécialement, car on peut dire qu'elle fait partie intégrante du traitement de la fièvre typhoïde, et qui sera traitée au chapitre suivant.

Pour revenir à la prophylaxie générale, nous devons dire, à l'honneur de l'hygiène, qu'un pas important a été fait dans cette voie depuis plusieurs années ; l'administration de la Guerre en particulier en distribuant aux troupes une eau potable, en assurant l'étanchéité des fosses, a fait reculer la fièvre typhoïde dans des proportions qui sont la démonstration péremptoire que ces notions d'étiologie ont été vraiment fructueuses. C'est ainsi que la morbidité est presque de moitié au-dessous en 1890 (exactement 49 p. 100).

Doit-on se tenir pour satisfait, penser que tout est bien ? Ce serait une grave erreur. Il faudrait encore signaler à qui de droit l'horreur des latrines militaires, qui n'a de comparable que celles de nos lycées ou collèges. Quand on songe aux règlements stupides qui prévalent encore dans une foule de questions, et qu'il ne s'est pas trouvé quelque ministre pour assurer par un règlement sévère, je dirai féroce, la propreté, on peut être assuré qu'il reste encore bien des réformes à entreprendre. Qui de nous ayant passé par l'armée ne sait quelle sordide saleté est le lot de la plupart de ces militaires si reluisants à l'extérieur? A-t-on songé à exiger d'eux cette netteté corporelle qu'on réclame pour leurs habits? Et nos enfants, enfermés dans ces lycées empuantis, où les soins les plus vulgaires de toilette sont interdits, par cela seul qu'il est impossible d'y satisfaire, les lavabos, l'eau, n'existant pas plus pour la propreté du corps que pour la propreté des water-closets? Le médecin n'oubliera pas qu'en temps d'épidémie, toutes les conditions qui mettent l'individu dans des conditions d'infériorité physique doivent être évitées. Le surmenage sous toutes ses formes, intellectuel ou physique, doit être défendu; l'alimentation sera plus exactement surveillée, et au premier rang il convient de mettre les boissons, car c'est un des faits les mieux avérés aujourd'hui que le contage a pour habitat trop fréquent l'eau. Cette notion primordiale étant tombée pour ainsi dire dans le domaine commun, je ne m'y arrêterai pas, sous peine de sortir du cadre que je me suis tracé tout en appelant l'attention de tous les médecins sur l'importance capitale de ces notions d'hygiène préventive. La prophylaxie doit rendre inutile la thérapeutique.

CHAPITRE III

HYGIÈNE GÉNÉRALE DU TYPHIQUE

Il est une hygiène qui convient au typhique, ce sont ces principes qu'il convient d'exposer brièvement, car, quelque différentes que soient les opinions des médecins sur le meilleur traitement à appliquer aux malades, tous s'entendent sur ces règles.

On les peut résumer d'une façon concise. Bien observées, elles fourniront à elles seules un gros élément de succès, et j'ai la certitude, après avoir vu un nombre considérable de malades, que leur mise en pratique joue un grand rôle dans le succès de notre thérapeutique.

Grande aération, boissons abondantes, propreté minutieuse du malade, désinfection, voilà en bloc les indications à remplir chez tous les typhiques.

Le malade sera placé dans une chambre aussi vaste que possible, isolée des bruits extérieurs par tous les moyens. Il sera désirable que le soleil y pénètre, qu'elle soit pourvue d'une grande fenêtre au moins, débarrassée des tentures, sièges inutiles, en un mot, des meubles qui empêcheraient une facile circulation autour du malade. La température qu'on y fera régner sera fraîche, voire même froide. En hiver, on y pourra pratiquer un bon feu, sous la réserve que la ou les fenêtres seront *fréquemment ouvertes*, afin que la température ne s'élève pas au-dessus de 12 à 13 degrés. Vogl, de Munich, a fait ressortir avec grande raison « l'influence préservatrice d'une bonne ventilation pulmonaire, l'action réfrigérante d'un air inspiré à une basse température, et enfin combien est mal fondée la crainte de l'air froid et en mouvement! (*Ueber Typhustherapie,* 1885.) Je me range à cet avis que plus la température sera fraîche, plus le malade éprouvera de bien-être, *plus rares* seront les complications pulmonaires. Les malades ont besoin de boissons. Quelles sont celles qu'il faut surtout donner aux typhiques? Quelle est la quantité minima qu'ils doivent prendre? Cette quantité ne devra *jamais* être inférieure à trois litres; pour peu que le malade y consente, il sera bon de dépasser d'un litre ou deux cette mesure, durant les périodes très fébriles. Le lait, les limonades peu sucrées, l'eau pure, quelques eaux *faiblement* minéralisées, telles sont les boissons que la plupart des typhiques acceptent volontiers.

Certains d'entre eux — les hommes en particulier — éprouvent quelquefois une vive répugnance pour le lait : en ce cas on sera autorisé à masquer son goût en le parfumant avec du kirsch, du cognac, une goutte de café, de thé; on n'oubliera pas que le lait doit toujours être donné en *petite quantité à la fois*, une gorgée chaque quart d'heure, et qu'habituellement il est mieux toléré cru que cuit. Si le lait est refusé, donnez du bouillon de veau, de poulet, très léger. Enfin, en présence de dégoûts insurmontables, ayez recours à l'eau, exclusivement donnée très froide, et en grande quantité, ou encore au képhir (lait fermenté).

Ce qui importe c'est la quantité d'eau à ingérer, c'est d'elle que dépend ce lavage des tissus si impérieusement réclamé, grâce auquel l'élimination des produits toxiques va se faire par tous les émonctoires et en particulier par la voie rénale. Alb. Robin, qui durant de longues années a fait son étude de prédilection de cette question, a prouvé avec de nombreux auteurs (Debove) « que l'ingestion de grandes quantités de liquides, en même temps qu'elle fournit un dissolvant aux déchets organiques et qu'elle assure leur élimination, favorise la dépuration organique et accroît les oxydations sans augmenter la désintégration élémentaire[1]. »

C'est donc une indication capitale à remplir, à laquelle le médecin ne doit *sous aucun prétexte* se soustraire ; car, je ne saurais assez

____

[1]. *Leçons de Clinique et de Thérapeutique médicales*, par ALB. ROBIN, recueillies par Juhel Renoy. 1 vol., 1887, Masson, p. 126.

assez le répéter, quelque idée qu'on se forme sur la nature de la maladie et sa façon de la traiter, un fait de grossier empirisme nous apprend que tout malade qui urine *très abondamment* guérit 90 fois sur 100 : il n'est pas besoin d'être grand physiologiste pour sentir l'inéluctable nécessité de faire boire beaucoup les patients pour leur fournir les matériaux de ces urines de guérison.

On s'ingéniera donc à faire ingérer beaucoup de liquides et on donnera toujours des boissons simples : ce sont celles dont les malades se dégoûtent le moins vite. Ce n'est que dans de rares cas, une fois sur 100 peut-être, que le lait de poule, le beef tea, les sirops de haut goût, trouveront leur emploi.

Si la fièvre typhoïde est bien ce que nous enseigne la bactériologie, il est certain qu'une indication surgit de détruire le poison typhique dès qu'il est rejeté hors de l'organisme. Si ce n'est pas un procédé de guérison pour le malade, c'est un moyen de préservation, et à ce titre le médecin ne saurait se soustraire à remplir sévèrement cette obligation.

L'étiologie de la fièvre typhoïde nous montre trop souvent la contamination du personnel hospitalier, des individus chargés de laver le malade ou les pièces de linge souillées, pour que la théorie de l'infection par les matières fécales ne s'impose pas. De même, la contamination de l'eau des puits, des rivières, soit par le fait d'infiltration de fosses d'aisances voisines, ou le déversement direct des déjections typhiques, sont des faits trop notoirement connus pour qu'il y ait lieu à insister.

Quelle est la meilleure méthode de désinfection, celle qui est la plus pratique et la moins onéreuse ?

Richard et Chantemesse arrivent à cette conclusion, confirmative des expériences faites en Allemagne par Liborius, Kitasato et Pfühl, qu'un lait de chaux dans la proportion de 4 p. 1000 est le meilleur désinfectant. Le lait de chaux stérilise et désinfecte les selles typhiques en une demi-heure, tandis que le même résultat n'a été atteint ni par l'addition de chlorure de chaux à 1 p. 1 000 ni par celle du sublimé dans la proportion de 1 p. 50 000, soit pur, soit mêlé à l'acide chlorhydrique[1].

Pour préparer ce lait de chaux, d'un prix de revient très minime (un kilogramme de chaux vive coûte à peine 0,05 cent.), on arrose avec moitié de son poids d'eau la chaux. Quand la délitescence est faite, on place la poudre en un lieu sec, dans un récipient bien bouché. Veut-on s'en servir, on délaie par exemple un kilogramme dans 4 litres d'eau, et ce liquide *frais*, *très actif*, est versé dans le bassin chaque fois qu'une garde-robe est recueillie. Pour la désinfection des fosses d'aisances, on versera dans la proportion de 2 p. 100 en volume ce lait de chaux : une énorme quantité d'ammoniaque se dégage, dont on facilitera le départ en remuant le contenu de la fosse avec une longue perche.

Il ne convient pas seulement de désin-

1. CHANTEMESSE, in *Traité de Médecine*. Masson, 1891, page 740.

fecter les selles typhiques, mais encore les vêtements, draps, linges, ayant appartenu aux malades.

Chaque fois qu'une pièce de lingerie, drap, chemise, etc., sera changée, immédiatement on la plongera dans un récipient quelconque (seau, cuve) contenant de l'eau, puis, lorsque la quantité en sera suffisante, elle immergera pendant vingt à trente minutes dans l'eau bouillante; après quoi elle pourra être livrée au blanchissage sans danger.

Quant aux vêtements, objets de literie, qui ne pourraient subir un pareil traitement sans être gravement détériorés, ils seront désinfectés par l'étuve à vapeur, qu'il serait désirable de voir adopter par les municipalités de France, si petites qu'elles soient.

Les personnes qui soignent les malades (infirmiers, membres de la famille) ne doivent sous aucun prétexte prendre leurs repas dans la chambre du patient, et doivent être soumis à l'obligation d'un lavage antiseptique, des mains, chaque fois qu'ils ont touché le malade; de plus, il est bon de les revêtir d'une blouse de toile qu'ils quitteront au sortir de la chambre.

La désinfection des locaux, qui dans certains cas a suffi à arrêter une épidémie de fièvre typhoïde (voyez *communication de Vaillard sur l'épidémie de la caserne Hammermann*)[1], sera pratiquée par la vapeur d'eau bouillante, suivie du lavage des murs, planchers, par des solutions de sublimé à 1 p. 1000, ou d'acide phénique à 5 p. 100, et, s'il est possible, par une nouvelle peinture.

A la campagne, le médecin n'omettra jamais de tenir pour suspects les fumiers sur lesquels on déverse si volontiers les selles des typhiques : il fera donc désinfecter par les moyens appropriés ces dangereux véhicules du poison. Quant aux fosses d'aisances, nous savons trop ce qu'elles sont dans les villes comme Paris! Que dire de celles de la province? En ce qui touche la campagne, on peut s'écrier avec Guéneau de Mussy que « notre système de vidange est sauvage ».

1. In *Bull. Soc. méd. Hôpitaux*, 1890.

Combien il a raison quand il montre que dans
de petites auberges anglaises les water-closets
sont les pièces les mieux tenues, alors que
chez nous, dans des hôtels d'apparence somp-
tueuse, ces lieux d'aisances sont infects en
général! Chacun (et ceci s'adresse surtout
aux confrères de la campagne) doit répandre
autour de lui la notion de ces dangers, faire
pénétrer dans l'esprit des paysans, toujours si
retardataire, l'importance qu'il y a à assurer
une vidange de la maison telle que l'hygiène
et la prudence la réclament, en un mot nous
efforcer d'atteindre à cette propreté anglaise
si désirable, car, redisons-le à notre honte,
il faut courir l'Espagne ou l'Italie pour rencontrer un état de choses comparable à celui
qui règne chez nous.

Ces notions d'hygiène, qui malheureusement ne règnent pas encore, assureront pour
une grande part la guérison des malades ; car je
pense que c'est parce qu'on ne surcharge plus
les malades d'épaisses couvertures, qu'on ne
leur fait plus boire des boissons bouillantes,

qu'on ose les laver et les aérer timidement; je crois, dis-je, que c'est à ces notions si incomplètes encore qu'est due l'atténuation de la mortalité, et non pas à une moindre gravité de la maladie, comme quelques-uns l'ont répété à la légère ces derniers temps.

CHAPITRE IV

DES MÉTHODES THÉRAPEUTIQUES

Examinons maintenant les moyens préconisés pour lutter contre la maladie.

Je range sous le vocable général de méthodes anciennes, non pas seulement celles qui ont été employées il y a longtemps, mais aussi celles qui, proposées plus récemment, sont allées rejoindre leurs aînées. En médecine, les mort-nés sont nombreux. Dans le combat pour l'existence, les médications, comme les individus débiles, succombent ; seules subsistent celles qui ont pour elles la force des faits : les autres meurent vite ou traînent une existence précaire ; quelques-unes enfin, vouées à une mort certaine — telle l'expectation — font néan-

Méthodes
anciennes.

moins une belle résistance. Nous ne nous arrêterons que peu d'instants à exposer les médications en honneur du temps de Louis et de ses successeurs immédiats. Cette glorieuse école pensait avec Laënnec « que la dothiénentérie était une des maladies contre lesquelles l'art offrait le moins de ressources, et où la nature déployait le plus sa puissance » (E. LITTRÉ, in *Dict. en 30 volumes*, art. *Dothiénentérie*, t. X, p. 471); aussi ne songeait-elle guère à dissimuler son impuissance. « Il est certain ajoutait le savant auteur de l'article précité, que la médecine ne possède aucun moyen sur l'efficacité duquel elle puisse compter dans cette redoutable affection; cependant, ajoutait-il, on ne peut s'empêcher de reconnaître que l'emploi judicieux de la thérapeutique exerce une action sinon directe et capitale, au moins indirecte et accessoire, sur l'issue de la maladie, action fort importante dans une affection qui, abandonnée à elle-même, est toujours si grave, etc. (*loc. cit.*). » Remarquons incidemment que sous cet aveu d'impuissance relative se cache cependant le désir de lutter, si faibles que soient les armes dont est pourvu le médecin, nous n'y voyons pas encore élevé au rang d'une médication systématique — et quel système! — l'expectation : celle-ci n'apparaîtra qu'alors qu'une longue série d'insuccès aura conquis au parti du « ne rien faire » une véritable légion de médecins.

En tête de ces expectants on a le regret de voir Trousseau, qui dit :

« L'intervention de l'art est généralement inutile dans les fièvres éruptives, avec lesquelles la dothiénentérie présente de si frappantes analogies. Leur marche est bien peu susceptible d'être modifiée par les moyens que la médecine tient à sa disposition.

« Lorsque les cas sont légers, la guérison arrive d'elle-même, et un médecin sage doit se garder de troubler les efforts de la nature par une médication intempestive ; mais aussi lorsque malheureusement les cas sont graves, la maladie est souvent fatale dans son développement, et, bien que dans quelques circonstances notre intervention soit d'une reélle utilité, le plus ordinairement nous sommes forcés de subir ce que nous ne pouvons empêcher et de reconnaître notre impuissance. » (Trousseau, in *Cl. méd.*, t. I, pp. 347-348.)

Qui croirait que cette page du représentant le plus éminent de la clinique française d'il y a trente ans n'est pas vieille d'un siècle? Quel praticien parmi les plus expectants de nos jours consentirait à assister résigné à l'évolution d'une fièvre typhoïde *quelle qu'elle soit,* sans intervenir autrement qu'avec un layement de camomille ou un verre d'eau de Sedlitz? Si cette expectation brutale, franche est abandonnée, il en est une autre, hypocrite et non moins dangereuse, qui consiste à ne rien faire, en ayant l'apparence contraire.

C'est une chose inutile à nier que l'expectation compte en effet de nombreux adeptes. Sceptiques vrais ou faux, médecins peureux ou observateurs curieux d'assister à un acte morbide qu'on ne trouble pas, tous — et c'est légion — puisent des motifs de non-intervention dans l'observation clinique, disent-ils. Et de répandre autour d'eux cette pratique !

et les élèves de suivre, heureux d'échapper
à toute responsabilité, se félicitant et s'endur-
cissant dans leurs convictions, quand la maladie tourne bien, éprouvant peu de regrets,
soumis à un fatalisme, à un « ça devait être »
quand le malade succombe!

Il est temps de réagir, de dénoncer cette coupable conduite, et de montrer que, sans thérapeutique brouillonne et offensante, le médecin a encore le devoir d'en faire une.

Il n'est possible de faire entrer cette idée
dans l'esprit des médecins qu'à la condition
de leur bien démontrer la gravité de la fièvre
typhoïde d'une façon générale, et plus encore
l'incertitude du pronostic.

La gravité du typhus abdominal, qui nous
la dira? Ceux qui l'ont le mieux étudiée jadis
et de nos jours.

C'est Chomel nous donnant le chiffre de
22 p. 100, pour exprimer le taux de la mortalité; Griesinger (20 p. 100); Murchison (17,
27 p. 100); (G. de Mussy, Jaccoud, 19,76
p. 100).

Pour parler des plus récentes publications

c'est Merklen, fixant d'une façon certaine la mortalité dans les hôpitaux de Paris, d'après la statistique générale, à 14 et 15 p. 100. Ce sont mes chiffres enfin, confirmant cette manière de voir[1].

Reste la question capitale à mon sens, comme aux yeux de tous les adversaires de l'inaction (c'est ainsi que s'appelle l'expectation), de savoir si une fièvre typhoïde au début peut être pronostiquée avec la même certitude qu'une amygdalite, qu'une rougeole ou qu'une variole. Je réponds hardiment par la négative.

G. de Mussy, que je me plais à citer, a dépeint d'assez pittoresque façon la situation du médecin appelé auprès d'un typhique. Commentant l'aphorisme d'Hippocrate : *Non nimis tutæ in acutis prædictiones sive mortis sive salutis*, il ajoutait : « Le médecin qui entreprend le traitement d'un dothiénentérique est dans la position d'un général qui entre en campagne ; il ne peut connaître qu'imparfaite-

1. Voyez *Bull. Soc. méd. Hôp.* 1888, 89, 90, 91, 92.

ment les forces de l'ennemi et, trop souvent même, ses propres ressources. A chaque instant il peut avoir à soutenir une attaque qu'il n'avait pas prévue, ou, après l'avoir assailli d'un côté, par un changement soudain, son adversaire peut se présenter d'un autre côté. La situation de la veille ne lui permet pas de prédire celle du lendemain : *du matin au soir, d'une heure à l'autre, elle peut changer.* »

« L'infection constituée, les prévisions se basent sur l'état de santé antérieur et sur l'évolution de symptômes qui ont pour l'avenir une importance capitale. Malheureusement, ces derniers signes surviennent à une période relativement avancée de la maladie et ne permettent pas toujours de porter un jugement dès le début. » (CHANTEMESSE.)

Ceci est, sans contredit, l'expression de la vérité, et pour tracer une sorte de schéma du pronostic il n'est besoin que de consulter ses souvenirs. On est appelé auprès d'un individu jeune, sans tare aucune, chez lequel les symptômes de malaise général sont très évidents : on pense naturellement à quelque embarras des voies digestives, l'on y est incité par la perte de l'appétit, l'augmentation de la soif, l'état de la langue, fréquemment la constipation. On croit qu'on aura raison de tout cela avec un purgatif ou un émétique, et l'on part sans soupçons. Le lendemain, la détente n'est pas celle qu'on espérait, la fièvre a peu varié, le malaise continue, l'individu est « mal en train » : l'idée d'un typhus abdominal se présente ; on cherche à l'établir ou au contraire à l'écarter, et l'on sent s'accentuer les doutes. Quel médecin n'a eu fréquemment l'occasion d'observer pareils faits ? Dans le doute, on s'abstient, on se réfugie derrière une série d'aphorismes, dont le plus connu est le « *Primo non nocere* ». Bref, on ne fait rien. La maladie va son train ; bientôt elle s'affirme de plus en plus probable, puis bientôt certaine, et cinq, six jours se sont ainsi passés, ou dans l'inaction complète, ou dans la mise en œuvre de quelques timides moyens. C'est alors que la question du pronostic se dresse, et chacun la tranche suivant ses sentiments.

Si j'ai choisi à dessein l'exemple d'un sujet jeune et sain, c'est pour mieux faire toucher du doigt la difficulté du problème que doit résoudre le médecin. Ce dernier peut-il scientifiquement apprécier *à cette période* ce que va devenir la maladie? Est-ce l'élévation rapide de la température qui va lui servir de guide? Qui ne sait qu'il est des typhus qui tournent court? Sera-ce au contraire le peu d'intensité du mouvement fébrile qui lui permettra d'inférer que la maladie restera bénigne? Il suffit de rappeler les faits certains de dothiénentéries mortelles, encore que relativement apyrétiques. Consultera-t-il le pouls, « cette clef du pronostic (LIEBERMEISTER)? Mais à ce moment il peut être pathologiquement normal? Est-ce au rein qu'il demandera une réponse? Qui ne sait que toutes les urines de cette période sont albumineuses?

Les signes tirés des antécédents de la température, du pouls, sont insuffisants.

De quelque côté donc que se tourne le médecin, il n'y a qu'incertitudes, surprises, autant dire ignorance absolue à se prononcer. Et c'est, dépourvu de tous ces moyens, qu'on vient demander au savant de prononcer son arrêt! Je sais les critiques qu'on m'adressera; j'entends d'ici la foule de ceux qui me diront : « Rien n'est plus facile, en général, que d'apprécier les chances probables de guérison ou de mort d'un typhique, *même au début.* » Une température modérée, un cerveau peu engourdi, un cœur énergique, voilà qui permet d'affirmer *presque* la guérison: Renversez les termes, et vous pourrez non moins certainement pronostiquer la mort. Si, *dès le début,* l'hyperpyrexie, le délire, la détresse cardiaque, sont des éléments de probabilité de la gravité de l'infection, et partant de la mort imminente; *la réciproque n'est nullement vraie,* et une fièvre d'apparence très bénigne au début devient souvent très grave, et cela sans la survenance des phénomènes dramatiques (comme la perforation ou l'hémorragie). Peu à peu, progressivement pour ainsi dire; l'organisme lutte; mais il est vaincu partiellement : c'est le poumon un jour, puis le cerveau; enfin le cœur lui-même finit par succomber dans cette série de petits combats de tirailleurs, — pour reprendre la figure de G. de Mussy, — qui ne sont considé-

Variabilité journalière de la maladie.

rés que comme des escarmouches. La bataille
est générale, seulement l'ennemi a dissimulé
son feu jusqu'au moment où, démasquant
toutes ses batteries, il anéantit en un rien de
temps ce qui reste de vitalité. au plus grand
étonnement du général adverse, je veux dire
du médecin traitant.

Je viens il y a quelques jours de vérifier
une fois de plus la vérité de ce que j'avance.
J'ai vu un jeune homme de vingt-cinq ans,
que cinq de mes collègues des hôpitaux
avaient successivement été appelés à voir en
consultation. Le premier avait dit : « Ce né
sera rien » ; le second : « Ce sera bénin » ; le
troisième : « C'est une *bonne typhoïde* » ;
à la venue du quatrième, (c'était vers le
14ᵉ jour,) on avait parlé de quelques « crain-
tes » ; au 20ᵉ jour, le cinquième consultant
survenait pour déclarer que « la situation devenait tout à fait menaçante » ; et quand
moi sixième, je fus mandé au 31ᵉ jour, ce fut
pour dire que la partie était presque perdue ;
à moins que le bain froid ne pût galvaniser
ce cœur paralysé. Durant quarante jours en-

core il fallut lutter pour guérir (après deux mois de maladie) ce malheureux patient.

Si j'ai rapporté le fait, c'est pour montrer que des médecins très éclairés sont dans l'impossibilité de dire : « Cette fièvre typhoïde sera grave ou bénigne »; et, cette impossibilité étant reconnue, pour condamner, une fois pour toutes, la coupable expectation.

Il faut en effet se pénétrer de cette idée, que ne rien faire en pareille occurrence, *c'est d'abord nuire;* que se renfermer dans une prudente inaction, pour n'avoir pas à se déjuger si l'on s'est trompé, c'est imiter certains chirurgiens qui n'opèrent qu'à la dernière extrémité une hernie qui s'étrangle. Ceux-là seuls ont les succès qui lèvent un étranglement probable dès les premières heures, et n'attendent point l'apparition de phénomènes qui rendent certains le diagnostic et la mort aussi...

J'espère avoir démontré que l'expectation n'est jamais permise en face d'une *dothiénentérie probable;* qu'en conséquence il n'y a pas lieu à s'occuper de ce qu'on a nommé si improprement une méthode, la méthode de l'expectation ! Débarrassés de l'expectation, voyons quels moyens nous sont proposés pour combattre l'ennemi.

De la vénérable saignée il n'y a rien à dire, sinon qu'elle est morte, pour le plus grand bien des malades, après avoir marqué par une trace sanglante son passage. Je ne sais s'il existe quelques praticiens qui, dès le début d'une fièvre typhoïde, conseillent encore « une bonne application de sangsues pour dégager le cerveau », mais je sais qu'il est des familles pour le demander, familles dont les pères ont connu Broussais ou Bouillaud. Notre génération médicale n'a pas l'expérience nécessaire pour juger cette méthode, parce qu'elle est universellement abandonnée, mais il lui est bien permis de penser que cet oubli est mérité, car, chose rare, la généralité des médecins s'est prononcée unanimement contre elle. On trouve encore dans Trousseau comme un écho de ces doctrines, puisque cet illustre clinicien considère l'entérorrhagie comme un symptôme favorable ; dans Murchison, qui, pour calmer des douleurs

Saignée.

abdominales ou de tête, prescrivait quelques sangsues « *loco dolenti* ».

Cette médication est jugée par ses résultats : c'est sous sa domination que la mortalité typhique a dépassé 30 p. 100 ; aussi bien je crois que nul ne sera plus tenté désormais de l'employer.

MÉDICATION PURGATIVE

Purgatifs. Elle compte encore de nombreux adeptes, et il y a peu d'années je me souviens qu'elle jouissait d'une vraie faveur auprès de nos collègues des hôpitaux. Louis et Andral la préféraient aux saignées, à juste titre probablement ; mais ce furent surtout Larroque et Beau qui se firent leurs parrains auprès du corps médical. Adoptée et vulgarisée par Grisolle, cette médication fut bientôt attaquée par Piedagnel et Andral. Chomel, G. de Mussy, Griesinger, Murchison disent qu'elle est sans avantage ; et, allant plus loin que ces auteurs, je n'hésite pas à la déclarer franchement mauvaise. Elle irrite l'intestin, lui imprime

Leurs inconvénients.

Prédisposent au tympanisme, à la perforation.

de dangereuses contractions, augmente le tympanisme, et par ce triple fait prédispose singulièrement le typhique à la perforation.

Le purgatif ne convient qu'aux typhiques constipés; il reste un médicament symptomatique, et, quand nous reparlerons de la médication des complications ou des anomalies, nous le retrouverons. Je soutiens avec tout le corps médical que le lavement est de beaucoup préférable et qu'en somme cette médication est justement abandonnée. Ses résultats sont jugés par le chiffre moyen de 23 p. 100 de mortalité.

MÉDICATION RATIONNELLE

S.-N. de Bismuth.

Le *traitement rationnel de Réal* (*Union médicale*, p. 531, sept. 1884) consiste dans l'administration de 15 à 30 gr. de ce sel par jour pour un adulte. La diarrhée est supprimée et aussi la putridité. Il s'ensuivrait un abaissement de la température et de la fièvre, la durée moyenne de la maladie serait réduite à quinze jours, la guérison presque toujours obtenue sans complication rénale. — Cette affirmation, malgré son étiquette, est sans valeur, car aucune statistique étendue, et par conséquent probante n'est venue confirmer ces résultats.

MÉDICATION SPÉCIFIQUE

Faut-il prononcer le même arrêt pour les injections sous-cutanées de produits solubles des bactéries de la putréfaction?

Le docteur A. Chelmonski, de Varsovie, dit avoir obtenu de bons résultats dans la fièvre typhoïde en injectant un extrait aqueux de viande de bœuf (parties égales de viande et d'eau) abandonnée pendant huit jours au processus de la putréfaction, et que l'on filtre à plusieurs reprises après l'avoir fait bouillir une ou deux minutes. Il a employé également quelquefois l'extrait de ce liquide. Ces injections provoquent, cinq à huit heures après leur administration, une réaction fébrile d'une durée de vingt-quatre à trente-six heures, accompagnée de somnolence, de céphalalgie, de douleurs musculaires, de frisson, puis de sensation de chaleur et de transpiration. · Chez les typhiques auxquels il a injecté 1 à 8 milligrammes de son extrait sec, M. Chelmonski a vu survenir, un à six jours après, un abaissement considérable de la température, avec crises de sueurs. Tous les phénomènes s'amendaient et la guérison s'effectuait.

Sommes-nous en droit de conclure que notre confrère polonais a trouvé le traitement scientifique de l'infection typhique?

Je n'ose l'espérer. Sans discuter une thérapeutique sur laquelle je n'ai nulle expérience, sans dire qu'*a priori* elle est irrationnelle, puisqu'elle vient ajouter une infection à une infection préexistante, je pense qu'il y a lieu d'attendre des résultats confirmatifs, de connaître le nombre et la gravité des cas soumis à cette singulière médication; en un mot, de se tenir en garde, sous peine de cruels mécomptes, contre cette nouvelle méthode. La découverte de Pasteur n'a pas cessé de révolutionner les esprits, malgré une opposition qui n'a pas fait sa soumission complète. Le traitement antirabique triomphe : en ira-t-il de même du traitement anti-typhique? Qui pourrait répondre en connaissance de cause?

CHAPITRE V

MÉDICATIONS ANTITHERMIQUE ET ANTIPYRÉTIQUE

Je réunis à dessein dans ce même chapitre ces deux médications, qui ont de nombreux points de ressemblance, j'espère montrer en quelques pages combien elles sont illusoires, quoiqu'elles jouissent d'un fort crédit.

L'*antithermie*, qui voit dans l'élévation de la température le symptôme qu'il importe avant tout de combattre, constitue une grosse erreur clinique. Ce n'est pas ici le lieu de faire le procès de l'hyperthermie, m'étant interdit toute discussion doctrinale, mais cependant je tiens à dire après tant d'autres que l'élévation de la température n'est jamais qu'un acte secondaire, que faire pivoter autour de ce symptôme toute la maladie c'est commettre une aussi grossière erreur que de ne voir dans l'érysipèle que la rougeur pour juger de sa gravité. C'est donc parce que la doctrine de l'antithermie ne souffre pas la discussion qu'on lui a substitué celle de l'antipyrèse, qui, s'efforçant de remonter jusqu'aux sources du mal, n'a pas de peine à montrer que la fièvre dérive de certains actes chimiques organiques, et non pas, comme le disait Traube, de la perte de la diminution du calorique.

ANTITHERMIQUES

Préparations usitées.

Les préparations de quinquina, la *quinine*, jouissent d'une vieille réputation dans le traitement des fièvres, à telle enseigne qu'il est peu de médecins qui osent traiter une fièvre typhoïde sans le secours du précieux médicament. Qu'y a-t-il de scientifique dans cette confiance? Quel fond peut-on faire sur lui? C'est aux auteurs qui l'ont le mieux étudié que nous irons demander la réponse à ces questions.

P. Guttmann dit que pour qu'elle (la qui- Quinine et ses dérivés.
nine) ait quelque action sur la température de
la fièvre typhoïde, il faut l'administrer à hautes doses, $1^{gr},50$ à 2 grammes; la faire prendre
dans les premières heures de l'après-midi.
Et encore l'effet n'est-il pas toujours certain.

Pécholier (*Montpellier méd.*, Déc. 1884) croit
que la quinine a une action antizymasique et
non antipériodique, il assure qu'elle *jugule*
la maladie. Le médecin de Montpellier a fait
presque sienne la méthode d'administration
de la quinine, à tel point que, dans une ré-
cente revue, Cristzmann, auquel nous em-
pruntons les détails suivants, étudiant la
méthode de Pécholier comparativement aux Méthode de Pécholier.
autres, la résume comme suit : « Après de lon-
gues recherches et des essais multiples, dit
Pécholier, j'ai trouvé enfin un moyen, je me
garde de dire à jamais infaillible, *mais qui
l'a été jusqu'ici.* Au premier soupçon du mal,
$1^{gr},20$ de quinine à *un adulte* (pour les enfants, 50 à 75 centigrammes) est donné *dans
la matinée* en 2 ou 3 prises. » Est-ce là toute
la méthode? Nullement. M. Pécholier asso-

ciait 3 bains à 33° *dans le jour*; puis 20 centigrammes de feuilles de digitale par jour.
Ayant guéri 79 malades sans insuccès, il écrivait : « Je ne guéris pas la maladie en lui lais-
sant suivre son évolution ordinaire : je la
dompte, je la raccourcis, je la jugule. » C'est
là une illusion, est-il besoin de le dire? qui
n'a trompé que son auteur.

C'est ainsi que Alb. Robin, partisan des
petites doses, qui, dit-il, diminuent les désin-
tégrations et les oxydations organiques, puisqu'elles abaissent les matériaux solides et
l'urée, invoque les arguments chimiques et
cliniques qui suivent : « Il ne suffit pas d'en-
rayer les oxydations pour abattre la maladie,
et les doses médicamenteuses *nécessaires
pour atteindre le but* agissent comme des
toxiques sur le cœur ou les centres nerveux. »

G. de Mussy, appréciant le médicament,
n'est pas moins affirmatif. « Je ne crois pas
cependant qu'il justifie tous les éloges qu'on
lui a accordés. Comme méthode générale,
elle est depuis longtemps jugée et abandon-

née par la plupart de ceux qui lui reconnaissent une grande valeur. Il est absolument démontré qu'elle n'exerce pas une action *spécifique*. Appliquée aux cas graves, cette médication n'a donné à plusieurs expérimentateurs que des résultats médiocres. » (VULPIAN, DU-JARDIN-BEAUMETZ.)

Le sulfate de quinine provoque quelquefois la céphalalgie, la gastralgie, les vomissements. Murchison l'accuse d'avoir quelquefois causé du délire et du collapsus.

Pour résumer ma pensée, je dirai : « La quinine et ses dérivés sont souvent nuisibles, jamais utiles. » C'est dire qu'à mon sentiment c'est une médication à ne pas employer.

Si je me suis étendu plus que de raison en apparence sur la médication quinique, c'est à cause du grand nombre de partisans qu'elle compte encore. Je considère comme plus dangereuse encore que le médicament la fausse sécurité dans laquelle vit le médecin qui donne la quinine à doses actives. Hypnotisé, peut-on dire, par la courbe thermique qu'il rompt à peu près à volonté en élevant les doses, il se laisse surprendre à chaque instant par la malignité de la maladie. Il y a quelque dix-huit ou vingt ans, j'ai pu voir par moi-même l'effroyable mortalité qui sévissait chez les typhiques traités par cette méthode à l'hôpital militaire de Saint-Martin à Paris, je pense qu'il en va de même pour les praticiens encore inféodés à cette médication, qui n'a pour elle que la simplicité; car, pour la modicité du prix, — et c'est une question importante pour le milieu hospitalier et rural, — on sait que c'est un traitement onéreux.

Je conseille donc résolument l'abandon absolu de la quinine. A petites doses elle est inutile; à doses massives, c'est-à-dire thérapeutiques, elle est dangereuse.

Faut-il finir cette critique par une démonstration, faire toucher du doigt la crainte éprouvée par deux maîtres qui ont su manier la quinine? C'est Liebermeister, on le sait, qui a véritablement institué le traitement antithermique : eh bien! il donne d'abord 1 gramme puis va jusqu'à 3 grammes par jour, et cesse jusqu'à ce que la température rectale s'abaisse à 37°. Le médicament est donné le soir, pour agir sur les rémissions du matin. *Il ne le prescrit jamais deux jours de suite.* Jaccoud, partisan du médicament, veut obtenir le maximum prudent d'effet antipyrétique avec le minimum possible de doses. Pourquoi cette crainte? Parce que la quinine a été accusée à juste titre de donner le délire, de favoriser les dégénérations qui tiennent vraisemblablement sous leur dépendance la mort subite; bref, parce qu'elle est dangereuse, et ce danger est démontré par les chiffres élevés de la mortalité qui atteint de 18 à 22 p. 100.

ACIDE SALICYLIQUE

Je serai bref sur ce médicament, généralement abandonné. Plus dangereux que la quinine, moins efficace qu'elle, il n'a dû sa vogue passagère qu'à la réputation d'antiseptique en même temps que d'antithermique qui lui a été donnée. Alb. Robin, dans ses études chimiques, l'accuse, avec preuves à l'ap-

Médicament dangereux.

Augmente la désintégration organique.

pui, d'augmenter la désintégration organique dans des *proportions énormes*, d'avoir une *action irritante* sur les voies digestives qui peut aller jusqu'à la production d'ulcérations, etc.

L'acide salicylique a été rapidement banni de la thérapeutique, à cause de son action peu sûre et de ses fâcheux effets sur l'estomac, le cœur et l'oreille (P. GUTTMANN). G. de Mussy, qui l'avait introduit en France, ne l'a défendu que bien mollement aussi bien à l'Académie que dans son traité. Seul Vulpian lui accordait une confiance que la majorité des médecins n'a pas paru partager. Aux conclusions finales de G. de Mussy il n'y a qu'à souscrire : « Je m'en abstiendrai chez les alcooliques, chez les sujets affectés de troubles graves des fonctions cérébrales ou de troubles profonds de la respiration. Bien que l'action dépressive sur le centre circulatoire ne soit pas bien démontrée, dans le doute j'éviterai d'en donner des doses un peu élevées quand l'action cardiaque est languissante et que le myocarde est suspect de dégénérescence. »

(*Loc. cit.*) De telle sorte, ajouterai-je, que, l'acide salicylique ne devant être donné dans aucune des formes graves (cardiaque, ataxique, pulmonaire, rénale, adynamique), on ne voit guère à quels typhiques une pareille médication conviendrait. Pourquoi ne pas prononcer franchement contre elle la condamnation méritée?

ACIDE PHÉNIQUE

Ce médicament, qui a joui à un moment d'une vogue imméritée, paraît définitivement proscrit de la thérapeutique du typhus abdominal; c'est à peine si son parrain le plus remuant (Déclat) en tente le panégyrique, aussi régulier que malheureux, dans une minuscule feuille d'allure médicale.

Patronné par Stephen Seinner (1873), Pécholier (1874), — qui n'avait pas encore trouvé son traitement de « jugulation », — c'est surtout Desplats, de Lille, qui attira sur l'acide phénique l'attention du monde médical. Il me paraît sans utilité de redire ici que, toxique dangereux, l'acide phénique le plus pur, manié aux doses minimes, d'apparences

Ses dangers.
prudentes, a déterminé trop souvent des col-

Collapsus. Cyanose. Dépression du pouls, avec de faibles doses.
lapsus mortels, lesquels avaient été précédés de cyanose, avec dyspnée, faiblesse du pouls. G. de Mussy, jugeant l'acide phénique, a dit : « Son action paraît analogue à celle de l'acide salicylique et de ses composés, avec ce désavantage pour l'acide phénique que sa saveur est détestable, que l'estomac le supporte difficilement, et que l'emploi sous forme de lavement ne doit pas être toujours facile chez des malades qui ont de la diarrhée et quelquefois même de la paresse du gros intestin. » L'acide phénique ne modifie pas d'une manière notable l'évolution de la maladie. Le procès

Médication abandonnée.
de cette dangereuse substance a d'ailleurs été instruit d'une façon si précise par Glenard (Acide phénique et Bains froids : *Lyon médical*, 1879) qu'il est tout à fait inutile de remuer les cendres de cette discussion : c'est un moyen qui doit être absolument banni de la thérapeutique des typhiques et dont l'abandon complet donne la juste expression de sa valeur.

ANTIPYRINE

Voici venir une des récentes médications, dont il importe de montrer les défauts, car lors de son introduction dans la thérapeutique, cette substance a été regardée « comme un médicament de premier ordre, satisfaisant à toutes les conditions d'un bon antipyrétique : action sûre, effets marqués et prolongés (P. GUTTMANN). D'après cet auteur, elle doit être prescrite à la dose de 4 grammes divisés en 2 doses à une heure d'intervalle. L'abaissement de température s'opère graduellement et s'accompagne de sueur. « C'est la médication de l'avenir » a dit Clément de Lyon. Voyons ce qu'il faut penser de cette prédiction. Et d'abord quels résultats a donné l'antipyrine ? Les mêmes que le bain froid, dit Clément. Avec de mêmes statistiques Bouveret et Glénard ont démontré à leur collègue lyonnais sa grave erreur, non contents d'avoir fait toucher du doigt, que l'antipyrine avait à son actif une mortalité *quatre fois plus forte* que celle des

bains froids, ils ont montré les accidents nerveux, dont on pouvait la rendre responsable.
Ce qui enfin paraît spécial à l'antipyrine,
c'est l'abaissement marqué du taux urinaire
qu'Albert Robin n'estime pas devoir être
moindre de 40 p. 100 *chez les sujets sains.*
Or on sait, depuis Hippocrate jusqu'à nos jours,
qu'une urine abondante dans les fièvres est
d'un bon pronostic. Glénard et Bouveret, comparant le mode d'action de l'antipyrine à celui
du bain froid, ont conclu que « l'antipyrine
se rapproche bien par ses caractères des autres
médicaments de la série aromatique : action
réfrigérante sur la température, défaut d'action sur le cœur, les vaisseaux, les reins et
sans doute le poumon, action inconstante, en
tous cas dépressive, sur le système nerveux,
absence de corrélation entre l'état général et
la courbe thermique, mort sans fièvre, accidents spéciaux. »

Sans faire plus ample allusion aux accidents
incriminés, je crois, avec un grand nombre de
cliniciens, que l'antipyrine, *comme d'ailleurs
tous les antipyrétiques,* est dangereuse, parce

qu'elle donne une fausse sécurité au médecin. Nombreux sont encore les praticiens qui,
gouvernant une fièvre typhoïde, ont les yeux
sans cesse fixés sur la feuille de température.
Hypnotisés, je le répète, par la courbe thermique ils assistent tranquilles à l'évolution
d'une dothiénentérie dès l'instant que celle-
ci est peu ou pas fébrile. Or il est incontestable que l'antipyrine maniée à hautes doses
permet d'avoir des températures normales. Le
médecin a donc l'illusion dangereuse que son
malade guérit alors qu'il va mourir. Chez
les enfants l'antipyrine est passible de plus
graves reproches. Guastalla (*Arch. de patol.
inf.*, p. 152, 1886) dit qu'à fortes doses elle
détermina du collapsus. C'est une chose déjà
connue et dont les observations de Bouveret,
de Glénard, sont la preuve. Comme conclusion
je dirai qu'employée à faibles doses l'antipyrine est inefficace, qu'aux doses prescrites par
Clément ($1^{gr},50$ toutes les 3 heures, quand la
température dépasse 39°) elle est dangereuse.
Je conseille donc de n'avoir pas recours au
traitement de Clément (8 à 12 grammes d'an-

L'antipyrine est aussi dangereuse pour l'enfant.

tipyrine par 24 heures), encore qu'il se soit
modelé pour l'administration du médicament
sur la formule empruntée à Brand : *La lutte
systématique contre la fièvre.* « C'est un emprunt malheureux » conclut Bouveret, et
j'avoue partager cet avis. Faire absorber de
200 à 300 grammes d'antipyrine à un typhique
dans 15 ou 20 jours n'est pas chose indiffé-
rente, et j'espère qu'on se rangera à cette
opinion après la lecture du paragraphe que je
viens de consacrer à cette trop retentissante
méthode.

Le lecteur comprendra maintenant comment Liebermeister a pu dire à juste titre
au congrès de Wiesbaden, en 1886, qu'il était
impossible de comprendre comment l'antipyrèse médicamenteuse était inférieure à l'antipyrèse hydriatique, alors qu'incontestablement la première rompait la courbe fébrile
profondément et brusquement, ce que ne sau_
rait faire la seconde. Depuis lors, il est vrai,
les travaux d'Alb. Robin nous l'ont en partie
expliqué, mais c'est surtout l'important mémoire de Roque et Weil (in *Revue de Méde-*

Différences
de l'antipy-
rèse médica-
menteuse et
hydriatique.

cine, 1891) qui nous donne la clef du problème.

Dans la fièvre typhoïde traitée par l'antipyrine, disent ces auteurs, « l'élimination des produits toxiques est *nulle* tant que durent la maladie et l'usage du médicament ; les coefficients de toxicité tombant même au-dessous de la normale ; et ce n'est que dans le cours de la convalescence, que la décharge des toxiques se fait brusquement à dose massive pendant une durée de 5 à 7 jours. L'antipyrine, ajoutent-ils, n'est donc pas un antiseptique. Elle ne s'oppose pas à la fabrication de substances toxiques, mais *empêche* leur élimination par l'urine. » C'est, à proprement parler, enfermer, comme on dit, le loup dans la bergerie.

Rétention des produits toxiques par l'antipyrine.

ANTIFÉBRINE. ACÉTANILIDE

Les recherches de Lépine ont montré l'action destructive du médicament sur les globules rouges du sang, et les observations cliniques ont confirmé la réalité de ces études en

Détruit le globule sanguin.

signalant la fréquence de la cyanose chez des malades ayant absorbé de l'acétanilide. Employée chez 7 typhiques à la dose de 2 grammes en 4 jours, l'acétanilide a produit une diminution considérable de la température accompagnée de sueurs et aussi une diminution de l'urine; c'est donc, comme tous les médicaments de la série aromatique, au même titre que l'antipyrine un médicament dangereux. Ce serait un pléonasme de redire tous les arguments qui s'opposent à son emploi méthodique dans le traitement de la fièvre typhoïde.

Signalons au courant de la plume un lot de médicaments oubliés : le *veratrum viride*, l'*aconitine*, la *résorcine*, les *chlorures*, les *sulfites*, le *camphre*, ne comptent plus de partisans; pour ceux qui seront curieux de connaître les résultats donnés par l'administration de ces diverses substances, je renvoie aux travaux originaux, il n'est resté de tout cela que le souvenir d'une infructueuse campagne.

SALICYLATE DE SOUDE

Riess a eu 24 p. 100 de mortalité chez une série de typhiques soumis à l'administration de doses massives de salicylate de soude, de manière à obtenir des abaissements de température considérables. Cette lamentable statistique pourrait me dispenser de discuter la valeur de cette médication, si des hommes de l'autorité de G. de Mussy, d'Immermann, ne s'en étaient fait, les défenseurs. Le premier de ces auteurs donnait ce sel à titre d'antiputride, à la dose de 2 à 3 grammes, tandis que le second agissait avec de fortes doses, 10 à 12 grammes. Hallopeau a réédité le traitement de G. de Mussy avec des résultats semblables à ceux de l'ancien médecin de l'Hôtel-Dieu. De cette campagne, il est resté, je crois, l'impression que le salicylate de soude, comme l'acide salicylique, était un médicament d'effet douteux, quelquefois dangereux, et c'est à bon droit qu'il a été banni par la plupart de la thérapeutique des typhiques,

Statistiques de Riess.

Dangers.

Abandon presque général.

surtout chez ceux qui ont tendance à présenter des accidents cardiaques.

THALLINE

La thalline a une action fugace, la réascension de la température se fait brusquement.

D'après Ehrlich et Laquer (*Berlin. klin. Woch*, n° 51, p. 837, n° 52, p. 855, 21-22 déc. 1885 et n° 10, p. 163, 8 mars 1886), chez 19 typhoïdiques, on vit apparaître chez 9 la défervescence au bout de 4 ou 5 jours, alors qu'on avait commencé la thalline vers la fin du 1er ou au plus tard du 2e septénaire. Deux malades se sont montrés complètement réfractaires. La dose horaire a varié de 4 à 20 centigrammes, elle varie suivant le sel, le sulfate étant presque deux fois plus actif que le tartrate. Les résultats, disent les auteurs, sont très favorables. Ehrlich croit même à une action spécifique de la thalline. Gerhardt croit que comme efficacité la thalline vient immédiatement après l'hydrothérapie. Je ne saurais m'inscrire en faux contre cette dernière

N'a jamais été adoptée en France.

assertion, n'ayant jamais manié cette médication ; mais, si j'en crois les auteurs, Bouveret
en particulier, il ne faudrait guère ajouter foi
à ces affirmations. « La folie de l'antithermie
à outrance (Bouveret) paraît avoir envahi la
génération médicale allemande, depuis la
découverte de la thalline, de la kairine et
de l'antipyrine, et il faut bien l'avouer, c'est
dans la patrie de ces dangereux médicaments
que seulement on a loué leurs bienfaits. »
Aussi n'hésité-je pas à conclure que la thalline comme ses congénères est un poison à
rejeter de nos officines.

KAIRINE

Produit de la chinoline hydratée ; son action
se rapproche de celle des médicaments que je
viens d'étudier et qu'on trouvera résumée
dans les propositions suivantes de R. Schulz
(Les doses ne doivent pas dépasser $1^{gr},50$ à
$2^{gr},50$.)

Les conclusions de *R. Schulz* sont :

1° La kairine est un antipyrétique très

puissant, elle peut ramener à la normale toute température fébrile.

L'abaissement de la température peut être maintenu pendant quelque temps par des doses répétées (0,25 à 0,50 cent.) quand la température atteint 38°;

2° Au point de vue de la durée de l'action, la kairine ne peut entrer en comparaison avec la quinine. Celle-ci conserve sans conteste sa priorité;

3° Avec la kairine pas d'accidents toxiques, cependant on observe des frissons, sueurs, tendance au collapsus;

4° L'emploi de la kairine demande une attention très grande de la part du médecin et un bon personnel d'infirmiers. *On ne peut donc guère l'employer que dans un hôpital;*

5° Pas plus que dans la fièvre intermittente la kairine n'a d'action spécifique sur la fièvre typhoïde;

6° La kairine paraît augmenter la durée totale de la fièvre typhoïde et favoriser la production des récidives;

7° Le traitement par les bains et la quinine est préférable.

Die Behandlung des Typhus abdominalis. (In *Arch. f. klin. Med.*, Bd XXXV, Heft 1-2, p. 169.)

Peiper (in *Deutsche med. Woch*, n° 2, 1884) a donné au maximum 4^{gr},75 par jour de kairine à 27 typhiques; cet auteur n'a obtenu qu'une action antipyrétique *avec cyanose*, mais aucun résultat sur la durée de la typhoïde ou des modifications de gravité. Il se dégage ainsi très nettement, de ces études, que la kairine est un mauvais médicament, qui ne saurait entrer à *aucun titre* dans la thérapeutique de la typhoïde.

Arrivé à la fin de cet exposé des médicaments antithermiques, j'aime à reproduire ce qu'en pensait G. de Mussy (qui n'hésitait pas cependant à y recourir). Les inconvénients des médicaments dits antithermiques, écrivait le savant médecin, sont choses redoutables. Leur action toxique est tellement voisine de l'action thérapeutique qu'elle lui devient parfois contiguë. Si la modification qu'ils produisent est moins brusque, moins véhémente que celle de l'eau froide, d'une autre part une fois qu'ils ont pénétré dans l'organisme, ils ne peuvent pas, comme l'eau froide, cesser d'agir au moment où on le désire : il faut qu'ils soient éliminés (*loc. cit.*, p. 662-663).

J'ajouterai, pour ma part, qu'à la sécurité complète et absolue que donne l'hydrothérapie à qui sait la manier, l'antipyrèse substitue une sécurité de surface, qui masque, aux yeux du médecin, de trop réels et trop fréquents dangers.

CHAPITRE VI

MÉDICATIONS ANTISEPTIQUES

L'antisepsie intestinale est une méthode qui
a été accueillie avec une rare faveur..Née sous
l'égide du professeur Bouchard, cette médication a été adoptée par la pluralité des médecins de notre pays.

Grâce à la magie des mots, à l'autorité Son rôle
théorique.
de celui qui la patronnait, l'antisepsie intestinale a paru faire merveille. Aujourd'hui,
alors que nous commençons à entrer de plain-
pied dans la critique scientifique de ces tra- Doutes
légitimes.
vaux de laboratoire, la confiance des méde-
cins tend à s'ébranler. Pour ma part, je n'ai
cessé de répéter, d'enseigner autour de moi,
que cette médication n'était qu'un mot, que

5

la chose, l'antisepsie pour l'appeler de nouveau par son nom, n'était nullement réalisée,
ce que les travaux de Furbringer ont sura-
bondamment démontré et ce dont je trouve
une nouvelle preuve dans un travail récent
et complet de R. Stern (*Zeitsch. f. Hyg.*, XII-I,
1892). Cet auteur, en faisant ingérer à des
individus sains ou dont les voies digestives
étaient malades (typhiques) des cultures de
bacillus prodigiosus, a pu retrouver cet agent
pathogène dans les déjections, alors que les-
dits malades avaient été soumis aux médications antiseptiques les plus variées.

C'est ainsi qu'en remplissant les règles que
Bouchard posait au congrès de Copenhague
en 1884 : donner des substances difficilement
solubles, réduites en poudre fine, ingérées à
doses répétées, R. Stern a vu le *calomel*
(25 centigr. à la fois) ; le *salol* (2 grammes)
la *naphtaline* (25 à 50 centigr.), le *naphtol* β
(50 centigrammes), le *camphre* (10 à 20
centigr.) permettre l'apparition du parasite.
Faut-il conclure que l'antisepsie n'est qu'une
étiquette, et qu'ainsi elle doit être abandon-

née? Je ne vais pas jusque-là ; mais ce que je crois pouvoir affirmer, c'est que le médecin ne doit pas avoir en elle une confiance aveugle, que c'est vivre dans une fausse sécurité que d'imaginer que cette médication met le malade à l'abri d'infections, d'auto-intoxications, ainsi qu'on dit. C'est une démonstration de plus, que le travail de laboratoire ne doit pas être transporté hâtivement dans le domaine de la clinique, et qu'enfin, si prépondérante que soit la situation d'un maître, c'est le devoir des disciples de contrôler les résultats annoncés, et non de les accepter; ainsi que cela a été fait dans le cas présent.

Fausse sécurité du médecin.

NAPHTALINE

Parmi les désinfectants cette substance mérite d'être étudiée, parce qu'elle a été jugée de façons bien différentes. C'est ainsi que E. Schzwald (*Berl. klin. Woch.*, n° 19, page 413; n° 20, page 447; n° 21, page 466; n° 22, page 493; 13-20-27-28 juin 1889) conclut de ses expériences, que dans l'intestin les conditions d'action de la naphtaline sont bien plus favorables que dans les tubes à expériences. En effet, d'un côté la chaleur animale provoque sa vaporisation, d'autre part les mouvements péristaltiques, en maintenant constamment en mouvement le contenu fluide de l'intestin, en amènent incessamment de nouvelles portions au contact des vapeurs de naphtaline.

Il y a donc lieu de l'administrer au début de la fièvre typhoïde en lui associant le calomel. La naphtaline introduite dans l'intestin est en partie absorbée, transformée dans l'économie et éliminée par les urines. Les produits de transformation de la naphtaline qui se trouvent dans le sang et l'urine n'ont aucune action sur les germes typhoïdiques.

D'autre part, L. Götze (*Zeitschrift fur Klin. med.*, Band IX, Heft I, pages 72-89), en administrant 5 grammes par jour du médicament parfumé avec l'huile de bergamote, a vu chez 17 malades sur 35 un effet abortif presque instantané, la fièvre tomba en moins de trois jours, 3 *sur les* 35 *moururent*. L'albuminurie est à redouter, dit-il. Voilà l'opinion des adeptes.

Examinons les objections. Fürbringer (*Berl. klin. Woch.*, n° 12, page 211, 21 mars 1887), critique obstiné et érudit de l'antisepsie dit « que le traitement à la naphtaline est *complètement impuissant*, soit à *abréger la durée* ou la convalescence, soit à prévenir ou à atténuer les complications, les rechutes et *la mortalité* de la typhoïde. » Ayant pratiqué l'examen bactériologique comparatif des matières avec ou sans naphtaline, il a trouvé que la naphtaline laisse en vie en moyenne 90 000 micro-organismes susceptibles de développement, parmi lesquels il en est de beaucoup moins résistants que le bacille de la fièvre typhoïde. Ces recherches, antérieures à celles de Stern, jugent, je pense, la naphtaline. Capable de provoquer l'albuminurie et donnant une mortalité élevée, c'est un produit inefficace.

Action
contestée.

ACIDE CAMPHORIQUE

Diminue beaucoup les bactéries, mais n'a aucune action sur la fièvre typhoïde, il n'y a

donc pas lieu à insister sur cet impuissant
médicament.

NAPHTOL

Le naphtol, étudié par J. Robin, de Bordeaux,
et Tessier, de Lyon, serait un médicament
d'une grande activité et d'une innocuité par-
faite, il déterminerait un abaissement graduel
et assez rapide de la température, un raccour-
cissement de la durée et une atténuation très
prompte des symptômes. Le naphtol s'associe
au benzoate de soude dans la potion suivante :

Benzoate de soude. . .   4 grammes.
Naphtol β.   3   —
Potion gommeuse. . . 160 —
En 5 fois dans la journée.

Je crois, malgré l'encouragement de Roques,
élève de Tessier, que cette médication ne
mérite pas plus de confiance que la médication dite antiseptique, et cela parce que le
naphtol depuis son introduction par Bouchard
a été donné avec une libéralité qui aurait
permis depuis longtemps aux médecins de

juger de son efficacité. Voici d'ailleurs l'opinion d'un médecin étranger qui l'a expérimenté : Le naphtol, au dire de E. Tressider (in *British med. Journal*, 27 févier 1892), administré pour réaliser l'antisepsie intestinale, n'a donné que de mauvais résultats, l'auteur reproche entre autres à cette médication d'avoir occasionné des vomissements et de l'adynamie cardiaque.

SULFURE DE CARBONE

Préconisé. par Dujardin-Beaumetz comme un antiseptique puissant, le sulfure de carbone n'a pas été adopté par la généralité des médecins, quoique son odeur repoussante puisse être masquée en aromatisant l'eau qui lui sert de véhicule. Sapelier, élève de Dujardin-Beaumetz, l'a préconisé à la dose de 10 cuillerées par vingt-quatre heures pour une solution contenant 10 grammes pour 500 grammes d'eau.

IODOFORME

Le même insuccès a frappé l'introduction de l'iodoforme dans la thérapeutique de la fièvre typhoïde. Malgré tous les efforts pour le désodoriser, la répugnance des malades est telle qu'il a fallu l'abandonner.

La dose à laquelle Bouchard, son introducteur, le prescrivait, était de 1 gramme par vingt-quatre heures; on le mélangeait dans 100 grammes de poudre de charbon, après l'avoir fait dissoudre dans l'éther sulfurique; puis on incorporait l'iodoforme ainsi dissous dans 200 grammes de glycérine, dont on donnait une cuillerée étendue dans l'eau toutes les deux heures. J'ai dit l'aversion justifiée des malades pour ce mélange. Renaut, de Lyon, a donné l'iodoforme porphyrisé en cachets de 75 centigrammes en trois fois, dont il n'aurait eu qu'à se louer. Il est vrai d'ajouter que, le professeur de Lyon traitant concurremment ses malades par le bain froid, il est difficile d'attribuer à l'iodoforme seul les succès obtenus.

IODE ET IODURE DE POTASSIUM

Le docteur Klietsch (de Worth-sur-le-Mein) a étudié, dans le cours d'une épidémie de fièvre typhoïde qui sévissait sur la ville, l'efficacité remarquable des préparations iodées dans cette maladie.

Il administrait à ses malades la solution suivante :

Iodure de potassium. .   6 à 8 grammes.
Eau distillée. . . . . . ⎫
Eau distillée de menthe ⎬ àà   10   —
    poivrée . . . . ⎭
Iode pur . . . .   0ᵍʳ,50 à 0ᵍʳ,80 cent.

F. S. A. — A prendre : de huit à 10 gouttes toutes les deux heures.

Dans presque tous les cas de fièvre typhoïde, au nombre de soixante-dix-neuf, où notre confrère a fait usage de cette médication, il a observé, au bout de quatre à six jours de traitement, une diminution considérable de la fièvre, qui se terminait en lysis après une période de huit à douze jours de décroissance continuelle. A partir du jour où cet effet antithermique de la médication se faisait sentir, l'état général des malades s'améliorait visiblement, malgré la persistance de la fièvre pendant un certain temps encore : l'intelligence n'était plus troublée, le délire disparaissait, la langue se nettoyait et devenait humide, les selles diminuaient de fréquence, perdaient leur aspect de « purée de pois », et, après environ quinze jours de traitement, reprenaient leur consistance normale. Les complications si fréquentes avec les autres méthodes de traitement ne survenaient pas avec la médication iodurée. Des 79 malades traités par les préparations iodées, 2 seulement sont morts : l'un a succombé à une rechute, due à un écart de régime et ayant amené la perforation de l'intestin ; chez l'autre la dothiénentérie était compliquée de méningite et le traitement n'a pu être institué que tardivement. Mais, même en tenant compte de ces deux cas, la mortalité chez les malades soumis au traitement ioduré ne serait que de 2,5 p. 100, chiffre extrêmement faible.

Aussi, M. Klietsch croit-il voir dans le

traitement ioduré une ère nouvelle de la thérapeutique de la fièvre typhoïde.

D'après ce confrère, l'effet si favorable des préparations iodées sur la dothiénentérie serait dû à l'action microbicide de l'iode se dégageant à l'état de liberté dans la substance des follicules intestinaux et des plaques de Peyer, sièges de prédilection du bacille typhique.

La physiologie pathologique proposée par l'auteur n'est qu'une hypothèse, et ce n'est plus, à l'heure actuelle, que sur des faits que nous aimons à nous prononcer. Sans doute, le chiffre de 2,5 p. 100 de mortalité est très satisfaisant, mais ne savons-nous pas que Vogl, de Munich, n'atteint pas 1 p. 100? Seulement, à l'encontre de son confrère allemand, les résultats du médecin bavarois portent sur des centaines de malades, et cela depuis des années, tandis que la statistique du médecin de Worth n'intéresse qu'un très petit nombre de malades observés dans une seule épidémie. Ce ne sont donc pas les bienfaits de l'iodure combiné à l'iode qui feront oublier ceux de la balnéothérapie.

PERCHLORURE DE FER

Depuis plusieurs années M. Anderson[1] expérimente le perchlorure de fer dans le traitement de la fièvre typhoïde, et depuis lors il n'a pas perdu un seul de ses malades. Le traitement consiste à administrer nuit et jour, toutes les heures, cinq gouttes de perchlorure de fer, jusqu'à ce que la fièvre soit tombée. La médication était ensuite continuée pendant huit jours.

Le perchlorure de fer était administré suivant la formule :

Rec. Perchlorure de fer . . v gouttes.
     Glycérine . . . . . 2 grammes.
     Sirop simple. . . . 4   —
  M.

Cette mixture était délayée dans de l'eau additionnée de teinture de cannelle.

Quand, sous l'influence de cette médication, il se développait de la sécheresse de la bouche et du pharynx, on faisait prendre 30 centi-

1. *British medical Journal*, 12 février 1892.

grammes de magistère de bismuth dix minutes avant l'absorption de la mixture au perchlorure de fer.

Sous l'influence de ce traitement la diarrhée était coupée au bout de quelques jours. A partir de là on faisait prendre tous les jours un léger apéritif.

Quand, dans un cas de fièvre typhoïde légère, le traitement était institué dès la première semaine de la maladie, au bout de dix jours en moyenne la température corporelle était ramenée au niveau physiologique. Quand le perchlorure de fer n'est pas administré d'une façon continue nuit et jour, il faut un peu plus de temps pour obtenir la chute de la fièvre. Chez les sujets qui ont été traités dès le second ou le troisième jour de la maladie, la défervescence se produisait au bout de cinq jours de traitement. Il est de règle que chez les malades ainsi traités, les symptômes graves du typhus n'arrivent pas à éclosion ou se dissipent rapidement quand ils existaient déjà.

Je n'ai aucune expérience de cette médication, et il m'est difficile de la recommander, l'auteur anglais ayant négligé de nous dire combien de malades et lesquels il avait traités ainsi. Ces médications simplistes, si tentantes pour les médecins, puisqu'elles leur promettent le succès certain et facile, doivent être tenues pour suspectes : pour qui connaît bien la fièvre typhoïde, il paraît difficile de comprendre comment un médicament aussi peu actif que le perchlorure de fer peut avoir raison d'une maladie aussi grave. Je répète, à propos de ce médicament, ce que j'ai dit en tête de ce volume : c'est que *toutes* les médications abortives trompent leurs auteurs, qui, à leur tour, trompent de bonne foi leurs confrères.

MERCURIAUX

Remis en honneur de nos jours par Salet, de Saint-Germain, et Bouchard, de Paris, les mercuriaux ont joui, il y a une cinquantaine d'années, d'une vogue passagère.

Petit et Serres pensaient faire avorter la maladie en donnant à leurs malades 1 gramme

à 1ᵍʳ,50 de sulfure noir de mercure, concurremment avec des frictions d'onguent mercuriel.
Salet administre concomitamment le calomel
et le chlorure de sodium pour produire le
bichlorure de mercure à l'état naissant dans
l'organisme, en vertu de cette idée que le
sublimé est le plus puissant des microbicides.
D'autres ont donné le sublimé en nature
(5 centigr. dans 180 grammes de véhicule
parfumé avec l'essence de menthe) en cuillerées à potage toutes les deux heures.

Sous cette influence la température com-
mencerait à baisser dès le second jour, pour
revenir à la normale du 3ᵉ au 6ᵉ jour; et dans
les cas légers, il suffirait de 5 à 8 centigr. de
sublimé.

Le *calomel* n'aurait pas une moins bonne
action. Le météorisme, la dyspnée, la céphalalgie, l'insomnie seraient les symptômes les
plus améliorés. En revanche, il faudrait se
garder de le donner dans les cas de diarrhée
profuse et de dépression des forces (Sachajin,
Zulschruft fur klin. med., Band IV, Heft X,
p. 501-521). Furbringer, qui a dû expérimenter

le médicament, déclare que ce traitement n'est pas applicable en pratique et l'on sait que Bouchard se contente d'administrer durant 4 jours le calomel par prises de 2 centigr., et cela à titre d'antiseptique.

Le docteur B. de Simone (*Riforma medica,* 5 déc. 1891) donne le calomel à petites doses (5 centigr. pour 1 centigr. d'opium) tous les deux à quatre jours. On peut voir la contradiction qui règne entre lui et les précédents auteurs qui regardaient les mercuriaux comme de quasi-spécifiques de la dothiénentérie, s'attaquant directement au bacille d'Eberth Gaffky, en lisant ses conclusions.

« Le calomel n'a aucune influence sur la fièvre avant 10 jours, précisément parce que cette fièvre est le résultat de la présence du bacille d'Eberth dans les tissus; mais cependant, dans beaucoup de cas, cette médication coupe complètement les oscillations de la température, cela très probablement par suite de son action désinfectante sur l'intestin. » Au résumé, dit-il :

1° Le calomel est un excellent antiseptique intestinal;

2° De petites doses de ce médicament sont sans action sur la température pendant la première période de la maladie, mais plus tard elles l'abaissent; le calomel agit comme un désinfectant sur les ulcérations intestinales de la fièvre typhoïde et il les protège contre les microbes pathogènes qui peuvent exister dans la cavité intestinale.

On a vu à propos de l'antisepsie intestinale les réserves qu'il nous fallait faire sur le pouvoir dit antiseptique de bien des substances réputées telles, or, le calomel y figure au premier rang; c'est assez dire que c'est un médicament à rayer de la thérapeutique de la fièvre typhoïde. Je pense qu'il en va de même des frictions mercurielles.

FRICTIONS MERCURIELLES

Kalb (*Berl. klin. Wochens.*, n° 3, p. 36, 19 janvier 1885), pensant que la quantité de mercure absorbée par la prise de calomel est trop faible, à essayé le système des frictions avec 6 grammes d'onguent gris (4 grammes chez les enfants) pratiquées une demi-heure de suite pendant 6 jours, le premier jour sur le ventre, les deux suivants sur la face interne d'une des cuisses et ainsi de suite ; 80 fois sur 100 la période fébrile est très abrégée, dit cet auteur, à la condition qu'on recoure à la médication avant l'apparition des taches rosées.

Au bout de 8 jours de traitement, la température est à la normale. Il faut donner concurremment de l'alcool à hautes doses, 120 grammes, pour prévenir la débilitation causée par la cure hydrargyrique.

Kalb n'affirme pas que les frictions mercurielles soient un moyen infaillible, mais, d'après sa propre expérience, 80 p. 100 des malades traités de la sorte n'eurent aucune fièvre 10 jours *après* le début du traitement. Il n'est réellement utile que quand on le commence avant la période des taches rosées.

L'auteur croit, du reste, que l'énergie de la constitution des individus du pays où il exerce, les prédispose aux formes légères de typhus ; il suppose pourtant que dans un autre pays il réussirait, par le traitement qu'il préconise, à transformer en typhus léger au moins 50 p. 100 des cas de typhus. Il faut, par des soins de propreté rigoureux, se mettre en garde contre la salivation : ce sont surtout les gardes-malades qui sont exposées à cette éventualité : car la salivation est un des accidents les plus rares qu'on puisse observer chez les typhiques ; l'auteur ne l'a jamais vu ; il a simplement noté un peu de douleur des gencives, et de fétidité de la bouche.

Il faut plutôt avoir en vue la dépression des forces ; le traitement mercuriel qui diminue la durée de la fièvre n'y prédispose pas plus qu'autre chose ; néanmoins il est bon pour les prévenir de donner toujours des doses suffisantes d'alcool. Les récidives sont fréquentes, plus fréquentes qu'avec le traitement ordinaire. Par suite de la diminution de la durée de la fièvre et de l'absence de complications, les malades entrent de très bonne heure dans le stade apyrétique : il faut le surveiller avec beaucoup de soin.

Je ne crois pas à l'avenir de cette médication, basée tout entière sur l'idée fort hypothétique de l'utilité majeure de l'antisepsie intestinale. Elle me paraît contre-indiquée comme tous les mercuriaux, par l'état de dépression des forces qu'elle entraîne, et qui oblige ainsi à administrer des doses d'alcool élevées; or ce qui importe, pour qu'un traitement de la fièvre typhoïde soit vraiment digne de confiance, c'est qu'il soutienne les forces, soit stimulant, et qu'il aide l'organisme à se débarrasser par la voie rénale des produits toxiques; or, la médication mercurielle, comme celles que nous avons examinées, ne répond pas en particulier à ce dernier *desideratum*.

Objections à la méthode.

CHLOROFORME

On sait que les travaux de M. Behring ont démontré que le chloroforme possède une action microbicide vis-à-vis du bacille de la

fièvre typhoïde. C'est en s'appuyant sur cette
donnée que M. le docteur Werner, de Saint-
Pétersbourg, a traité, avec le plus grand succès, 130 cas de fièvre typhoïde.

Il a employé l'eau chloroformée à 1 p. 100;
et les malades en prenaient une ou deux
cuillerées à soupe d'heure en heure ou
toutes les deux heures, jour et nuit, tant que
durait la période d'acmé de la maladie. Quand
les symptômes s'amendaient, on diminuait
progressivement les doses; mais, alors même
que la fièvre était complètement tombée, on
continuait cependant encore l'usage du médicament, pendant un certain temps, à la dose
de quelques cuillerées par jour. L'action de
ce traitement a été des plus favorables, quand
il a pu être institué avant le dixième jour de
la maladie.

Il est à remarquer que les malades traités
de la sorte n'ont pas présenté d'état typhoïde.
Chez eux, les symptômes se sont bornés à de
la fièvre, avec un certain degré d'affaiblisse-
ment, et de l'inappétence. Jamais la langue
ne s'est montrée fuligineuse, comme le cas

est si fréquent dans la fièvre typhoïde ; jamais on n'a constaté de décubitus ; la soif s'apaisait au bout de deux ou trois jours et la diarrhée, ainsi que le ballonnement du ventre, diminuaient progressivement pour disparaître rapidement. Enfin les récidives de la maladie ont été très rares.

Si le traitement par le chloroforme est commencé tardivement, quand la maladie en est déjà au troisième septénaire, les résultats sont de beaucoup moins favorables ; mais, même dans ces cas, le médicament se montre encore très utile, et il est toujours bien supporté. Cependant, dans quatre cas, M. Werner a vu s'établir un ictère, qui, une fois, a eu une intensité assez grande pour exiger la suspension de la médication chloroformée. Trois de ces malades étaient des enfants, le quatrième était un tout jeune homme.

Il résulte donc de ces recherches de M. le docteur Werner, que le traitement de la fièvre typhoïde par le chloroforme mérite toute l'attention des praticiens, et cela d'autant plus que les effets obtenus paraissent très encourageants et que l'emploi du chloroforme est en somme de la plus grande facilité.

Ces expériences qui ont porté sur 56 malades, *aucun cas de mort*, puis ultérieurement sur 130 autres, méritent considération ; s'il se confirmait qu'à part quelques rares vomissements, un léger subictère, le chloroforme est capable de guérir presque infailliblement la fièvre typhoïde, il y aurait lieu à employer cette facile médication ; mais, par malheur, l'auteur est seul à l'affirmer, et nous savons ce qu'il faut penser des enthousiasmes thérapeutiques !

Résultats à vérifier en France.

En somme, d'après M. Werner, le chloroforme ne saurait être considéré comme un remède qui s'attaque à la cause même de la maladie ; ce n'est pas un spécifique, mais c'est un médicament d'une réelle valeur symptomatique, dont l'emploi sauvegarde le malade contre les principaux dangers qui menacent sa vie, quand la médication est instituée assez à temps. Le chloroforme s'oppose, en effet, à la formation des produits spécifiques, délétères, de décomposition, qui prennent nais-

Ce n'est pas un spécifique malgré son pouvoir microbicide.

sance dans l'intestin du typhique. Par suite, il exerce une double influence salutaire, sur le processus intestinal, et sur les centres nerveux.

CHAPITRE VII

MÉDICATION TONIQUE

C'est une des méthodes de traitement pré-
férées par un grand nombre de médecins, on
peut même assurer qu'à de rares exceptions
près, il n'est pas un typhique qui en soit tota-
lement privé. Est-elle une médication suffisante, applicable à tous les sujets, en un mot
peut-elle être considérée comme une médication systématique? Non. Si, dans la grande
majorité des cas, l'alcool, car c'est lui presque
seul qui fait tous les frais de la médication
tonique, rend des services que nul ne songe
à contester, puisque nul ne s'en passe, il ne
suffit pas à toutes les indications.

Comme l'a dit Murchison, le traitement

systématique par l'alcool ne donne pas de résultats meilleurs que l'expectation, et lorsqu'il est donné à dose exagérée, — on a vu prescrire plus d'un litre par jour ! — « il devient
un poison qui trouble la nutrition, diminue
les sécrétions, empêche l'élimination de l'u-
rée et de l'acide carbonique, et peut provoquer
un état comateux qu'on ne saurait distinguer
du coma dothiénentérique, ou, si cet état
existe, il en augmente la gravité. » (G. de
Mussy.)

La tendance naturelle à l'adynamie de la
plupart des fièvres typhoïdes explique l'usage
des stimulants, et l'influence bien connue de
l'alcool fait comprendre le succès auprès des
médecins de la médication anglaise ; de plus,
c'est un procédé commode, presque agréable
aux malades ; il n'en fallait pas plus, je crois,
pour faciliter l'introduction de l'alcool dans
le régime des typhiques.

Examinons en quelques mots les préparations habituellement administrées et faisons
notre choix pour, le cas échéant, donner au dothiénentérique, celle qui lui convient le mieux.

Une question se pose dès l'abord. Tous les malades doivent-ils prendre de l'alcool? Assurément non. Les enfants, dans la majorité des cas, s'en passent bien (j'entends parler de l'alcool en nature), et aussi tous les malades qui, comme le dit Murchison, sont pourvus d'un bon pouls. *Inutile chez les enfants.*

Voici les indications qui légitiment, d'après le grand clinicien anglais, l'usage de l'alcool, et comme rien de mieux n'a été dit sur la matière, je les résume dans les lignes suivantes. *Indications cliniques de l'alcool.*

Au-dessous de vingt ans, c'est inutile; après quarante, c'est toujours indiqué. Les individus entachés d'alcoolisme doivent toujours en être abondamment pourvus. *Age.*

Si le pouls est mou, dépressible et partant la contraction cardiaque *faible et rapide*, c'est une indication péremptoire. L'adynamie sous toutes ses formes est justiciable de larges doses d'alcool. *Alcooliques.* *Pouls.* *Adynamie.*

Murchison range parmi les contre-indications à l'alcool une grande proportion d'albumine, une faible quantité d'urine. Cela me *Contre-indications.*

Grande albuminurie.

paraît une magistrale erreur ; car tous les individus qui urinent peu, qui présentent des quantités considérables d'albumine (sérine d'après mes recherches dans la proportion de deux tiers) sont toujours des malades intoxiqués au plus haut degré. Chez eux, la médication alcoolique trouve des indications absolues, sous la réserve expresse que l'alcool ne soit pas toute la médication, mais une partie seulement.

Quels alcooliques prescrire? Les vins quels qu'ils soient, en se rappelant leur richesse plus ou moins grande en alcool, les eaux-de-vie dont la teneur alcoolique varie, on le sait, de 30 à 60 p. 100.

Comment les donner? Toujours dilués et fractionnés d'heure en heure.

A quelle dose? En ce qui concerne l'alcool une dose de 100 grammes est en général très suffisante. Rarement il y aura lieu de la doubler ; c'est dire qu'on s'abstiendra *chez nous* des doses massives que nos voisins anglais préconisent volontiers, quitte à y recourir si l'on traite un Anglais ou un Polonais, habitué au gin ou au genièvre.

Ma technique habituelle et celle que je recommande est la suivante. Faire prendre une bouteille de vin de Bordeaux par 24 heures, coupée avec de l'eau, ou une limonade peu sucrée, puis 60 à 100 grammes de vieux cognac étendu dans 5 fois son volume d'eau, toutes les 2 heures. Quelquefois je substitue au bordeaux le champagne, au cognac le punch, et cela, lorsque je tiens à avoir une stimulation plus intense.

J'ai tout à fait abandonné les préparations de quinquina, sous forme d'extrait mou qui jouissent encore d'une si grande faveur auprès des médecins. J'ai vu des troubles gastriques (vomissements) éclater sous leur influence, qui cédaient quand on suspendait le médicament, pour reprendre quand on y revenait.

Les doses doivent en tout cas être toujours faibles et ne pas dépasser 6 grammes.

J'en aurai fini avec la médication tonique lorsque j'aurai repoussé sans m'y arrêter les *vésicatoires* en calotte, soit à l'ammoniaque ou au camphre, aussi bien que l'administration de l'acétate d'ammoniaque, du phosphore, de l'huile essentielle de valériane, des bains de vin chaud et autres préparations fantaisistes.

La médication tonique compte encore toute la série des injections sous-cutanées. C'est un moyen souvent précieux et sur lequel il convient de s'arrêter, car plus d'une fois dans les formes adynamiques intenses, alors que le cœur se paralyse, le médecin ne manquera pas de *l'adjoindre* aux autres moyens.

La *caféine*, autour de laquelle on a fait si grand bruit, ne me paraît pas mériter une confiance exagérée. Elle a surtout un grave et réel inconvénient, qui est d'accentuer l'insomnie si pénible aux malades. Sous ces réserves, le médicament rendra des services certains, dans tous les états parétiques du cœur; on la maniera à larges doses, suivant les préceptes de Huchard, sans crainte d'abcès, si l'injection est faite aseptiquement et poussée comme il convient. Une bonne formule est la suivante :

Caféine. . . . . }
Benzoate de soude.. . . . } ââ, 3 grammes.
Eau.. . . . . 6 —

Chaque injection contient 30 centigr. de caféine.

Injecter de 4 à 8 seringues dans les 24 heures.

La *spartéine*, que je préfère, à cause de sa rapidité d'action sur le myocarde, de sa facile solubilité, et surtout parce qu'elle ne cause aucun trouble au malade, sera injectée à la dose de 5 centigr., 2 fois par jour. Il suffit de prescrire :

Bon médicament.

> Sulfate neutre de spartéine. . . 5 centigr.

On fait dissoudre dans un centimètre cube d'eau c'est-à-dire à peu près une demi-seringue de Pravaz et l'on fait l'injection qui, préparée extemporanément, est toujours fraîche et aseptique si l'on se sert d'eau bouillie.

L'huile camphrée a été préconisée par Huchard tout récemment. Je ne l'ai employée qu'une fois et n'en saurais dire mon sentiment. Quoi qu'il en soit, voici la formule : camphre 1 partie pour 10 d'huile *stérilisée*.

C'est certainement un stimulant sur lequel on peut compter, je crois.

L'*éther sulfurique* est assez communément employé. C'est l'injection des moribonds, des collapsus. On se souviendra que l'éther doit être poussé profondément sous peine de vive douleur, d'abcès. En terminant, je fais remarquer qu'aucune de ces médications ne s'exclut et qu'en présence d'un danger imminent, le médecin est autorisé à pratiquer alternativement, sinon conjointement, des piqûres d'éther et de spartéine, ou de caféine, et d'huile camphrée.

Ces injections peuvent être combinées.

L'*ergot de seigle*, que Duboué, de Pau, a introduit dans la thérapeutique de la dothiénentérie, ne me paraît mériter la confiance du médecin que dans certains cas déterminés, en présence d'accidents hémorragiques. Comme médicament vasculaire, l'ergot a fait ses preuves, on ne saurait donc l'abandonner; mais en tant que tonique même de la fibre cardiaque, il me paraît très inférieur à la spartéine; aussi je m'associe pleinement aux paroles de G. de Mussy qui dit « qu'il croit qu'il en faut beaucoup restreindre les indications et l'emploi ». Les doses ne dépasseront

Ses indications.

Les hémorragies.

pas 3 grammes par jour pour l'adulte, un Doses.
gramme pour l'enfant.

La médication tonique, on le voit, dispose de moyens assez divers, quelques-uns doués d'une puissance incontestable, quelques autres notoirement insuffisants. Si je n'ai pas parlé ici de la médication tonique par excellence, c'est qu'on en trouvera toutes les indications au chapitre de la psychrothérapie, on verra sans peine combien les procédés hydrothérapiques, quels qu'ils soient, l'emportent en efficacité, en rapidité aussi, sur leurs rivaux. Le ton que donne l'eau froide bien appliquée aux typhiques est un fait si évident que nos adversaires les plus résolus y consentent volontiers, c'est pourquoi je n'ai pas jugé utile de présenter dès maintenant la défense de ce moyen thérapeutique.

MÉDICATION DIURÉTIQUE

J'emprunte à G. de Mussy ce qui suit à propos de la *digitale*, préconisée comme diurétique par Wunderlich, Murchison et Hirtz, de

Strasbourg : « L'observation n'a pas confirmé les espérances que pouvait faire concevoir l'opinion de cliniciens aussi éminents. L'action modératrice du cœur est loin d'être constante chez les fébricitants, en outre la digitale provoque des troubles gastriques, des nausées, des vomissements, de la prostration. Je ne conseillerai jamais, d'ailleurs, d'employer d'une manière continue un médicament qui peut s'emmagasiner dans l'organisme, surtout chez les dothiénentériques dont les reins, fréquemment congestionnés ou altérés, sont par cela même moins aptes à accomplir leur fonction éliminatrice. »

Je m'associe à ces justes critiques et repousse la digitale de la thérapeutique du typhus abdominal.

La *diète hydrique* constitue une médication diurétique autrement recommandable. Introduite par Cyrillo, préconisée par Luton, de Reims, elle a trouvé dans les médecins quelques partisans. Comme l'a bien fait remarquer Debove, *il faut* faire boire souvent et beaucoup le malade, il ne faut pas compter avec sa soif, il faut le solliciter, l'obliger à ingérer de grandes quantités de liquide. Grâce à cette méthode, on obtient des urines abondantes, ce que faisant on aide singulièrement à la guérison du malade; mais je le dirai à nouveau quand je traiterai des boissons à donner aux malades baignés, l'ingestion des liquides ne suffit pas à faire tous les frais du traitement et c'est encore l'hydrothérapie qui va nous occuper, qui tient sans conteste le premier rang comme diurétique. Sans doute les boissons abondantes jouent un rôle indéniable dans tous les traitements et celui de Brand en bénéficie comme tous les autres, mais si l'on veut se rendre compte des différences, il n'est besoin que de voir les résultats de Tressider qui, à l'hôpital de Nottingham a traité 81 cas par le lait *à hautes doses*, et 6 lotions froides, et n'a eu que 6 p. 100 de mortalité, tandis que par les bains et le lait, un grand nombre d'auteurs ont des résultats doublement meilleurs, à peine 2 à 3 p. 100 de mortalité.

J'en dirais autant de l'acide benzoïque, dont

Alb. Robin s'est fait le propagateur. Déduisant de ses recherches cliniques et chimiques la notion capitale, et l'importance de favoriser l'élimination des produits infectieux, cet auteur a pensé que l'acide benzoïque était spécialement chargé de cette fonction. Vecteur des produits toxiques qu'il solubilise, rejeté hors de l'organisme à l'état d'acide azoté, sous forme d'acide hippurique, l'acide benzoïque ou le benzoate de soude doivent, d'après Alb. Robin, être prescrits aux typhiques, excepté lorsque le rein paraît atteint. On les donne à la dose de 2 grammes pour le premier, 4 pour le second, très dilués dans une limonade. Certes, Alb. Robin a une statistique très satisfaisante de 11 p. 100 de mortalité, mais je crois pouvoir dire en toute justice que sa méthode rationnelle et chimique est inférieure à la méthode empirique et un peu grossière qu'il nous reste à étudier : je veux parler de l'hydrothérapie.

CHAPITRE VIII

DE LA PSYCHROTHÉRAPIE

La méthode réfrigérante, encore dénommée psychrothérapie (de ψυχρός, *froid* et θεραπεία, *traitement*), est une de celles qui nous retiendront le plus longtemps, tant à cause des polémiques qu'elle a soulevées et soulève encore, qu'à cause des extraordinaires résultats qu'elle donne, au dire de ses adeptes. Avec toute l'impartialité dont je suis capable, je veux reproduire, très résumés, les arguments pour ou contre qu'on fait valoir pour l'adopter ou la rejeter, et enfin fournir en quelques pages la technique de ce mode de traitement dont tant de médecins parlent, alors que si peu la connaissent.

Historique. — C'est la plus ancienne méthode qui soit connue; à chaque pas dans les écrits anciens on en retrouve l'assurance. Si, pour le sujet qui nous occupe, c'est-à-dire la fièvre typhoïde, un doute est permis, il n'en est pas moins certain que les *fièvres ardentes* étaient jadis régularisées, traitées et souvent guéries par les pratiques hydrothérapiques.

Hippocrate est sur ce sujet plein de contradictions. Tandis qu'il traitait l'érysipèle par l'eau froide — ce qu'aucun de nous n'a tenté encore, soit dit incidemment, alors que tant de motifs nous y sollicitent, — « il dit que le froid est l'ennemi des os, des nerfs, du cerveau ». Malgré cette opposition du dieu, ses successeurs, tels que ceux de l'école d'Alexandrie maniaient largement le froid dans les fièvres; à Rome le fait est notoire, les historiens comme Suétone, Pline, content à l'envi qu'Auguste fut ainsi guéri. Durant des siècles entiers ce fut l'alpha et l'oméga de la science médicale que de baigner encore et toujours les maladies les plus diverses; les partisans de l'eau froide, les psychrophiles formaient deux partis, l'un tenant pour le bain froid, *psychrolites*, l'autre pour les boissons froides, *psychropotes*. Sous l'influence d'un médecin marseillais, Pline nous dit que l'eau froide devint triomphante, que bains froids, boissons froides furent les grands remèdes et que les *psychropantes*, sous la conduite de Charmis, tentèrent de nombreuses guérisons. On peut penser que ce qui est notre fièvre typhoïde n'échappa certainement pas à cette thérapeutique.

Galien peut être considéré comme un partisan convaincu de la réfrigération dans les fièvres; en maints endroits, il montre les bienfaits de cette méthode, et il apparaît comme le véritable précurseur de la doctrine de l'hyperthermie dont il signale les dangers en même temps qu'il indique les moyens d'y remédier.

Après Galien, c'est l'obscurité absolue, et il faut chercher parmi les médecins arabes, surtout chez Rhazès, Avicenne, les continuateurs de ses pratiques hydrothérapiques. Ce ne sont pas seulement les fièvres ardentes qu'on réfrigère par le bain, mais les rougeoles malignes. « Si l'oppression est prête à causer la syncope, on prendra le bain d'eau froide et on usera des frictions pour faire sortir la rougeole, » dit Rhazès, et l'on voit que nous n'avons fait rien de nouveau les uns et les autres en baignant des rougeoles ou des scarlatines anomales. Au moyen âge, et jusqu'à la fin même du xvii° siècle, la doctrine galénique fut battue en brèche, l'hydrothérapie non pas oubliée, mais proscrite. C'est la grande époque des théories, auxquelles les faits doivent céder la place, et du haut de ces raisonnements on condamne sans appel la médication réfrigérante. C'est Sthal qui montre la fièvre *un mal nécessaire*, c'est Van Helmont qui, par un raisonnement spécieux mais d'allure scientifique, montre l'inanité des efforts de ceux qui, s'attaquant à la chaleur fébrile pour la modérer, croient combattre la cause du mal, alors que ce n'en est qu'un des effets.

Pour retrouver l'emploi de la méthode

[Notes marginales : Moyen âge. — La théorie l'emporte sur les faits. — Bannissement de la réfrigération.]

hydrothérapique, il nous faut la chercher aux mains des moines, des empiriques de toute espèce. *Empirisme.* Le clergé, chacun le sait, a toujours eu grand goût pour les choses médicales. Par sa culture intellectuelle, sa valeur scientifique si souvent affirmée aux siècles passés, et dominant d'une effroyable hauteur l'ignorance profonde des couches sociales dirigeantes ; le clergé, dis-je, ne s'est jamais interdit l'exercice illégal de notre art. A l'heure où j'écris ces lignes, qui ne sait le prodigieux succès qu'obtient Kneipp, cet obscur prêtre bavarois, avec ses méthodes fantaisistes? Eh bien, de même, le chanoine Hancock pouvait, au début du xviiie siècle, tenir tête avec succès aux médecins de son temps, et affirmer, comme le dit l'intitulé de son livre, que le meilleur traitement des fièvres se fait par le froid (surtout sous forme de boissons); mais la terre classique de l'empirisme fut à cette époque l'Italie méridionale. Capucins, dominicains, moines, firent à l'envi la croisade pour le froid, si bien qu'un professeur napolitain, Cyrillo (1730), ému par ces retentis- *Cyrillo.*

sants succès, l'employa et en devint le résolu
partisan. Presque au même moment, Hahn
(1717) faisait connaître ses premières observations relatives au typhus de Breslau, et les
succès qu'il avait été seul à obtenir en faisant
à ses malades des lotions froides, alors que
ses confrères saignaient et purgeaient.

La publication, seize ans après, de son traité
de la médication réfrigérante dans les maladies aiguës peut à bon droit le faire considé-
rer comme le créateur, avec son rival écossais
Currie, de l'application systématique du froid
à la thérapeutique des affections fébriles. En
effet, ce ne sont plus de vagues et aveugles
pratiques basées sur un empirisme grossier,
que le grand médecin de Breslau préconise.
Nous arrivons avec lui à la véritable clinique,
à l'observation pure, à l'adaptation d'une méthode vraiment scientifique, qui a pour base
l'étude du pouls, de la température, bref, qui
se rapproche singulièrement de notre pratique actuelle. Ces étapes marquent la fin du
siècle dernier, époque où la méthode réfrigérante va recevoir de l'école écossaise, et en

particulier de Currie, l'impulsion magistrale et quasi définitive.

L'observation si connue de Wright qui, lors d'un retour d'Amérique, se traita pour une fièvre grave dont il fut pris à bord, par les affusions froides d'eau de mer, se guérit, et fit de même pour un passager ; cette observation, dis-je, eut un retentissement considérable et tel, qu'elle entraîna la conviction de la plupart des médecins écossais, parmi lesquels Currie. Ce dernier a réglementé systémati-|quement, peut-on dire, son procédé. Utilité de la thermométrie clinique, nécessité de commencer, dès l'apparition des premiers symptômes, le traitement hydrothérapique, à *l'exclusion de tout autre :* tout cela est formellement et clairement indiqué. Dès cet instant on peut dire qu'un traitement régulier est né. Son procédé est trop connu pour que j'y insiste dans ces brèves notes historiques. C'est l'affusion froide, à l'exclusion des autres moyens de réfrigération ; ce qui importe, c'est la méthode, c'est l'ardente conviction qu'en agissant ainsi il fait bien, qu'il arrache à la mort de nombreuses victimes, et qu'il a le droit de répondre aux expectants de son temps comme du nôtre : « Nous ne sommes pas là pour attendre le bon vouloir de la nature et assister à ses prétendus efforts, mais bien pour combattre la fièvre à tous ses stades et avec toute notre habileté. »

C'est donc légitimement que le nom de Currie revient sans cesse sous la plume de celui qui écrit sur le traitement du typhus ; c'est à bon droit que ses contemporains, entraînés par son exemple, tentèrent un peu partout d'appliquer sa méthode, pour en contrôler les résultats, pour en étendre les bienfaits ; c'est ce que fit un médecin de Milan, Giannini, qui, dès 1805, modifiant la méthode du médecin écossais, préludait à celle du bain froid, telle que nous la pratiquons de nos jours, car il donnait le bain réellement froid, et cela aussi bien la nuit que le jour. Enfin, précédant Graves sur ce point, il nourrissait aussi ses fiévreux. MM. Bouveret et Tripier ont très heureusement dit, en appréciant l'œuvre de Giannini : « Refroidir et nourrir le fébricitant, voilà la formule définitive de Giannini. C'était celle de Currie et de ses disciples. Ce sera bientôt celle de Brand et de ses contemporains. Témoignage considérable, tous ces grands observateurs qui surent si merveilleusement employer l'eau froide dans les fièvres, arrivent aux mêmes conclusions, et qu'ils formulent dans des termes à peu près identiques. »

En France, quelques esprits hardis essayèrent la méthode, parmi eux, Récamier; mais ces tentatives ne furent jamais que limitées, on pourrait dire timides. En Allemagne au contraire, dans les vingt premières années de ce siècle, la réfrigération dans les fièvres fut un des sujets favoris des écrivains médicaux dont le mémoire de Frœlich donne une brillante idée.

Mais ce fut encore par le canal d'un empirique, Priessnitz, que la question eut un regain de succès, une allure de nouveauté. Le terrain était donc admirablement préparé pour Brand, qui, depuis 1861 jusqu'à nos jours, n'a cessé de lutter pour vulgariser un traitement qui, quoique appliqué depuis des siècles, on vient de le voir, porte son nom, tant il l'a fait sien par sa pratique méthodique, par ses écrits, par toute sa vie, Brand, dont Bouley a pu dire sans fausse flatterie « qu'il était un médecin digne de tous nos respects et de toute notre reconnaissance, puisqu'il s'est montré bon, compatissant, plein de dévouement envers nos malheureux soldats aux jours de nos désastres, et qu'il leur a prodigué ses soins tout autant qu'à ses propres compatriotes ». (Discours de Lyon, avril 1883.)

F. Glénard.   F. Glénard s'est acquis une légitime notoriété en France par le zèle et le talent avec lesquels il a défendu le traitement de Brand. Importateur du bain froid à Lyon dès 1873, il s'est depuis lors multiplié pour le triomphe de la méthode. Esprit ardent et convaincu, il n'a de cesse qu'il ne répande partout ce qu'il croit être la vérité. A peine une nouvelle médication a-t-elle prétendu à la cure de la fièvre typhoïde que notre distingué confrère lyonnais a élevé la voix. Il a fait comparaître à la barre de l'opinion la nouvelle venue, il a

examiné les qualités qu'on lui attribuait, il a
mis en lumière les défauts que, perspicace, il lui
reconnaissait, et le procès instruit, il a deman-
dé de comparer. De là sont nés ces mémoires
pleins de verve, où tour à tour l'acide phénique, l'antipyrine ont été jugés, autant dire
condamnés. Malgré l'insuccès — inutile désormais à nier — que ses communications ont
rencontré chez nous, aussi bien à l'Académie
qu'à la Société des hôpitaux, il a continué le
bon combat, et je sais par sa bouche quelle
joie lui a été la campagne que j'ai entreprise
il y a cinq ans, pour acclimater chez nous la
méthode de Brand, qu'en bonne justice nous
aurions le droit de nommer le bain de Brand-
Glénard, tant ce dernier a faite sienne aussi
la thérapeutique de la fièvre typhoïde par sa
lutte.

R. Tripier et Bouveret, de Lyon, méritent
une mention toute particulière pour leur ad-
mirable livre paru en 1886. Je me fais un devoir de déclarer bien haut qu'en de nombreuses
pages de cet ouvrage, j'ai mis souvent à con-
tribution leur œuvre remarquable. Venue la

dernière et partant la plus complète des monographies que nous possédions sur le traitement de la fièvre typhoïde par les bains froids, c'est à elle que j'ai eu recours pour une foule de documents statistiques, cliniques, inhérents à cette question.

Les deux éminents médecins lyonnais ont écrit là le plus éloquent plaidoyer que connaisse notre littérature médicale sur la médication réfrigérante; je renvoie donc les lecteurs désireux de connaître à fond les étapes parcourues par cette méthode à leur livre, aucun ne mérite mieux l'épigraphe du vieux Montaigne; c'est avec raison qu'ils se la sont appropriée. C'est avec regret, je le répète une nouvelle fois, qu'aucune société savante ne s'est honorée en attribuant à cette œuvre un prix important et bien mérité. Depuis lors, nos collègues de Lyon ont continué leur campagne; le succès a couronné leurs efforts. Sans se laisser arrêter par quelques dissidences locales, ils ont montré les bienfaits de la balnéation systématique, ils achèvent de conquérir à leurs idées les médecins de leur région et de

France, et c'est sans fausse modestie que je m'inscris à côté ou mieux derrière eux pour tenter pareille fortune sur notre sol parisien.

J'ai donc essayé de faire à Paris ce que F. Glénard, dès 1873, fit à Lyon. Certes, avant moi, Libermann, M. Raynaud, Féréol avaient donné des bains froids à des typhiques, comme aussi, avant ces maîtres, Récamier ou Trousseau, pour ne citer que les illustres, avaient pratiqué l'affusion froide de Currie à des typhiques ; mais ce que je me plais à revendiquer, c'est qu'avant 1887, dans aucun service hospitalier, non plus que dans la médecine de la ville, aucun médecin parisien n'avait institué le traitement régulier systématique de toutes les fièvres typhoïdes. A un traitement d'exception j'ai substitué une thérapeutique uniforme ; les critiques qu'une telle manière de faire ont soulevées, je me ferais un devoir de les rappeler pour les réfuter une fois de plus. Cette tentative individuelle n'a pas été, je crois, inutile ; outre que j'ai eu la satisfaction de me voir suivi par un grand

École
de Paris.

Les résistances
théoriques.

Introduction
de la
méthode.

Ses progrès.

8

Opinion
actuelle du
corps des
hôpitaux.

nombre de mes collègues, — plus du tiers des médecins des hôpitaux de Paris est en ce moment brandiste[1], — j'ai la conviction que la plupart de ceux qui hésitent à s'enrôler sous notre bannière, n'ont plus cette crainte, cette terreur, que le bain froid éveillait. A voir maniée sur une grande échelle cette puissante thérapeutique, cela durant plusieurs années, par les médecins les plus divers, dans des hôpitaux différents où les résultats sont contrôlés par la publicité, la suspicion est tombée et je crois que désormais c'est une médication qui restera. Comme ses aînées, elle aura peut-être ses moments de défaveur ou d'enthousiasme, mais comme toutes les médications puissantes et fidèles, elle gardera toujours la confiance de nombreux médecins.

Procédés
divers.

Les méthodes hydriatiques ne sauraient être confondues. Certaines n'agissent que superficiellement, épidermiquement, pourrait-on

1. Voyez ma communication, *Société méd. des hôpitaux* (17 juin 1892).

dire, en n'intéressant que les réflexes cutanés ;
d'autres au contraire ont une action profonde,
avec un indéniable retentissement sur les
centres vasculaires.

HYDROTHÉRAPIE STIMULANTE

Parmi les premières sont les lotions froides,
les affusions et le drap mouillé.

Lotions froides. — S'il fallait trouver des
lettres patentes au bain froid systématique,
on n'en saurait rencontrer de meilleures que
la vulgarisation de la lotion froide. De nos
jours, on peut dire qu'il n'est pas un médecin
sur cent, qui oserait se priver, dans le traitement d'une fièvre typhoïde un peu sérieuse,
du bénéfice de la lotion froide. Comme je l'ai
dit : « c'est une façon détournée, timide,
hypocrite pour quelques-uns d'appliquer le
froid », et qui est comme l'aveu tacite de ses
bienfaits reconnus par tous.

Chacun sait comment elles sont pratiquées.

Le malade, dépouillé de tous ses vêtements,
est lotionné avec une éponge fortement im-

La lotion est appliquée à tous les malades.

Technique.

bibée d'eau froide (12 à 15°) ou de vinaigre plus ou moins étendu d'eau (pratique de Jaccoud).

La lotion est plus ou moins fréquente, (de 2 à 12 dans les 24 heures), plus ou moins prolongée, de quelques secondes à plusieurs minutes, puis le malade est légèrement essuyé. La lotion est, je l'ai déjà dit, un procédé communément employé; c'est à coup sûr un bon moyen, et mieux vaut y avoir recours que s'en passer chez les malades qu'on n'a pas le courage de baigner; mais, répétons-le, c'est un procédé de réfrigération insuffisant, qui ne donne aucun des bienfaits du bain froid, qui ne permet pas au médecin d'avoir cette sécurité qui rend si facile le traitement de la fièvre typhoïde par le bain.

AFFUSION

C'est la vieille méthode de Currie, celle à laquelle Trousseau donnait ses préférences dans les typhus avec accidents cérébraux. Le malade est placé dans une baignoire vide et l'on projette sur son corps pendant quelques instants (2 à 5 minutes) de l'eau froide (10 à 15°) au moyen d'un seau ou de tout autre récipient.

C'est un moyen précieux, un stimulant d'une haute puissance, qui trouvera fréquemment son emploi, dans tous les états ataxo-adynamiques. On trouvera plus loin l'emploi combiné de l'affusion froide au bain et l'on verra quel parti on peut tirer de ce procédé hydrothérapique (voy. *Technique des cas graves*).

Quoi qu'il en soit, c'est avec raison que la plupart des médecins traitant la fièvre typhoïde par l'eau froide l'ont abandonnée. L'affusion, par son action fugace, superficielle, puisque le refroidissement est localisé à la superficie du corps, ne saurait remplir les conditions voulues, son action est incomparablement moins grande que le bain froid et quoique E. Duval ait tenté de la réhabiliter comme moyen de traitement systématique, je ne pense pas qu'il y ait lieu de la substituer au bain.

DRAP MOUILLÉ

Pour en finir avec les procédés de réfrigé-ration, légers, superficiels, je dirai que le drap mouillé est celui qui doit être préféré. La technique est simple. Un drap est plongé dans l'eau froide (10°) puis assez tordu pour qu'il n'égoutte pas, et placé sur une couverture de laine. Le malade est soigneusement enveloppé, depuis les jambes jusqu'au cou; les extrémités supérieures et inférieures seront enveloppées dans des serviettes froides et tordues, afin que le contact soit général, les pieds enveloppés dans la laine. La tête est couverte également d'une compresse froide qu'on renouvelle à mesure qu'elle s'échauffe. La durée ne doit pas excéder 8 à 10 minutes; passé ce délai, la réaction vive et intense qui suit son application se montrerait, et si l'on veut renouveler l'impression de froid il faut avoir recours à un nouveau drap mouillé, préalablement préparé; durant 2 ou 3 heu-res, on fait des applications successives. Je répète que ce procédé est bon et que sans avoir la valeur du bain de Brand il rendra d'immenses services : 1° à tous ceux qu'on ne pourra baigner soit par refus du malade ou de l'entourage, soit par le manque de baignoire ou d'eau en quantité suffisante ; 2° à tous ceux aussi auxquels le bain froid d'emblée ne saurait convenir, tant à cause de leur âge (enfants) que de leur faiblesse (adynamie cardiaque). Enfin il convient aussi aux formes qui offrent une résistance extrême à la réfrigération par le bain.

Indication.

*Enfants.
Grande
adynamie.*

C'est ainsi qu'un enveloppement d'une heure peut donner un abaissement de 1°,5 (Rosenberger). Aussi, malgré l'ostracisme dont Brand l'a frappé, je crois, avec MM. Tripier et Bouveret, que le drap mouillé mérite de rester parmi les procédés de réfrigération sur lesquels on peut compter.

*Résistance
de la ré-
frigération.*

LAVEMENTS FROIDS

C'est Foltz, de Lyon, qui, en 1875, les proposa comme méthode de traitement. Ce médecin faisait donner toutes les 2 ou 4 heures, suivant la gravité des cas, un grand lavement (1 litre d'eau froide de 10 à 15°). Mais il a reconnu lui-même son procédé insuffisant dans les fièvres intenses et n'a pas hésité à lui associer les bains froids. Avec Tripier et Bouveret je crois que « le lavement froid peut prendre place parmi les procédés *accessoires* de la médication réfrigérante ». Au point de vue général il est insuffisant. Localement, administré matin et soir, il combat bien la constipation qu'on voit si souvent s'établir chez les malades baignés dès la fin du second septénaire; enfin il aurait, au dire de certains, une action marquée sur les néphrites. Sous le nom un peu pompeux de *bain interne*, E. Forest, *in New-York med. Record*, 1891, a étudié l'antique lavement de nos pères. L'auteur américain, voulant apprécier la valeur des grands lavements froids, a fait des expériences sur un jeune homme atteint d'une néphrite aiguë. La quantité d'urine rendue par ce malade de 9 heures du matin à 9 heures du soir était de 660 grammes, avec un poids spécifique de 1016 ; dans une série de quatre lavements *chauds* (43°), il vit la quantité s'élever au-dessus de 1600 grammes, tandis qu'elle s'abaissait à 600 grammes quand le grand lavement chaud n'était pas donné. Forest conclut que les injections d'eau froide ne produisent pas des effets diurétiques aussi énergiques. Il est possible que l'assertion du confrère américain soit juste en ce qui touche les lavements chauds dans les néphrites; mais où elles sont complètement erronées, c'est lorsqu'il tente de les appliquer au traitement de la fièvre typhoïde. Nous verrons dans les chapitres suivants qu'il n'est aucune médication qui soit aussi diurétique que le bain froid.

RÉFRIGÉRATION PAR LES COMPRESSES
LES APPAREILS « AD HOC »

Jacquez, de Lure, un des précurseurs incontestables de Brand, employait les grandes compresses abdominales, que le médecin de Stettin a conservées, ainsi que tous les psychropathes. Il faut les renouveler fréquemment et leur action est loin de valoir celle du bain.

La méthode de *Riegel*, par l'application de sacs de glace sur le corps (tête, thorax, abdomen) est incontestablement un procédé de réfrigération très puissant, quoique Tripier et Bouveret n'aient pas vérifié les abaissements permanents de la température, qu'a observés le médecin allemand.

Ces auteurs font observer avec raison qu'il est difficile de se procurer de la glace en suffisante quantité, en toute saison, dans les petits centres, et qu'enfin la congélation continue de la peau n'est pas sans danger pour la vitalité de l'épiderme.

Au point de vue des difficultés, nous en dirons autant du matelas d'eau glacée employé par Leube, de la ceinture de Clément, de l'appareil de Dumontpallier.

Ces appareils, qui témoignent de l'ingéniosité de leurs inventeurs, ne sauraient se vulgariser, on le comprend.

BAINS TIÈDES

Ces bains ont depuis longtemps joui d'une bonne réputation auprès des médecins. Il est facile d'en donner la raison, ils sont moins désagréables que le bain froid; mais il ne faudrait pas s'imaginer cependant que les typhiques y trouvent un plaisir. Plonger un individu ayant une chaleur fébrile de 40° dans un bain tiède (30° étant la température habituelle), c'est encore lui donner la sensation d'un froid assez intense, ce dont on peut fournir la preuve par l'éclosion du frisson qui ne se montre en général que 25 à 30 minutes après l'entrée au bain. Les objections qu'il convient d'élever contre cette méthode sont : 1° qu'elle supprime le choc de l'eau froide, *si souvent utile;* 2° qu'elle abaisse peu et pour un court laps de temps la température : c'est du moins ce qui résulte des recherches de Liebermeister, qui a démontré qu'un bain froid soustrait 4 à 5 fois plus de calories *dans un même temps* qu'un bain tiède.

Objections.

Pour conclure je dirai que le bain tiède est un procédé timide de balnéation, qui ne trouve que de rares applications chez les pusillanimes, les enfants, ou encore les ma-

Procédé de réfrigération incomplet.

lades pour lesquels on redoute le choc de l'eau froide.

On ne doit donc à mes yeux en user que comme d'un moyen de transition, destiné à accoutumer le fébricitant à la réfrigération. Tel cependant n'a pas été l'avis des médecins qui, comme Riess, ont élevé le bain tiède à la hauteur d'une médication systématique. Il est bon d'ajouter que, pour l'auteur allemand, le bain tiède devient une immersion quasi continue, puisque les malades restent plongés *durant des heures* dans l'eau à 31°, d'où ils ne sont retirés que lorsque la température axillaire marque 37°. Les résultats ont été excellents : sur 55 malades traités par Riess et Afanassjew, 3 seulement sont morts ; c'est donc là un procédé à retenir. Je ferai remarquer quelle surveillance il réclame, quelle provision d'eau chaude il exige pour maintenir à une température constante des bains d'une pareille durée. Ce sont là des objections importantes et qui s'opposent à ce que la méthode de Riess se vulgarise. D'ailleurs, au dire de F. Glénard, les bains chauds prolongés de Riess sont aussi abandonnés que son acide salicylique, jadis prescrit par ordonnance du Conseil de santé dans tous les hôpitaux militaires allemands[1].

BAIN A TEMPÉRATURE DÉCROISSANTE

C'est Ziemsen qui s'est fait le propagateur de cette méthode. Je pourrai répéter d'elle avec plus de force ce que j'ai dit du bain tiède. C'est un moyen détourné d'appliquer le froid, en épargnant au malade l'impression désagréable et brutale du froid, mais aussi le choc si justement recherché. Procédé intermédiaire au bain tiède et au bain froid, il trouve de nombreuses applications *temporaires* chez les enfants, les craintifs, les affaiblis cardiaques. Il exige un personnel nombreux, des provisions d'eau ou de glace toujours difficiles à se procurer quand on traite un grand nombre de malades. La technique du bain de Ziemsen est la suivante : Le bain est de 5° inférieur à la température du malade, et dans l'espace d'une demi-heure *au maximum* on ramène l'eau du

Méthode de Ziemsen.

Applications temporaires.

Technique.

1. *Lyon médical*, 11 janvier 1888 ; antipyrine ou bains froids.

bain à 20°.: à ce moment le frisson éclate, on sort le malade de l'eau. Le nombre des bains est de 4 à 6 par jour; *souvent la nuit on les suspend*, et le chiffre fébrile qui les nécessite est 40°. Ziemsen et Immermann ont eu 12,5 p. 100 de mortalité; il est vrai d'ajouter que la plus grande partie de leurs malades étaient *gravement* atteints : 107 sur 190.

C'est une statistique relativement favorable quand on la compare à celles qui établissent la mortalité générale, mais incontestablement inférieure à celle du Brand pur. Méthode mixte, elle ne donne que des résultats moyens et je ne crois pas qu'elle puisse prétendre à se substituer au bain froid. J'en vais dire autant de la formule proposée par Bouchard, et qui compte à l'heure présente un certain nombre de partisans parmi ses élèves.

BAIN TIÈDE REFROIDI DE BOUCHARD

Bouchard, par une sorte de compromis, a pris à la méthode de Ziemsen son principe : le bain tiède d'emblée; mais, trouvant probablement que le choc était à redouter, il s'est contenté de faire abaisser la température du bain de 2° seulement : soit un individu ayant 40°, il sera mis dans un bain à 38°.

Toutes les 10 minutes on abaisse la tempé-rature du bain jusqu'à ce qu'elle atteigne 30°. Arrivé à ce degré, on laisse le malade 10 mi-nutes dans le bain, puis on le retire. La durée du bain est donc variable, et c'est par là que la méthode de Bouchard se rapproche du bain tiède prolongé de Riess. Les objections que nous avons adressées à cette dernière méthode aussi bien qu'à celle de Ziemsen se retrouvent donc doublées. Le bain de Bouchard est infé-rieur à celui de Riess, à cause de sa durée moindre ; inférieur à celui de Ziemsen, en ce qu'il ne soustrait que peu de chaleur au fébri-citant et pour un très petit nombre d'heures ; enfin il est encore critiquable en ce que, durant la nuit, il est suspendu durant 4 heures. J'ai déjà dit qu'il comptait chez nous des par-tisans (car à l'étranger je me suis assuré *de visu* qu'il était peu ou pas employé), et il n'est pas besoin d'être grand clerc pour en donner

les motifs. Ce bain est peu pénible au malade :
il est donc accepté facilement par l'entourage,
et par là s'explique sa vogue passagère. Il est
certain que par cette méthode, l'hyperthermie est peu combattue, et nous en
trouvons l'aveu implicite par l'association
fréquente au bain tiède de la quinine, administrée comme suit : Lorsque la température
rectale du malade atteint ou dépasse 40° le
matin et 41° le soir, il faut donner, pendant
les deux premiers septénaires, 2 *grammes* de
sulfate de quinine; dans le troisième septénaire, $1^{gr},50$, et enfin dans le quatrième et les
suivants, 1 gramme [1].

C'est donc avec raison que je crois pouvoir
qualifier cette méthode de bâtarde. Emprun-
tant à la balnéothérapie un de ses procédés
les plus timides, et partant les moins actifs,
elle doit demander à l'antipyrèse un supplément d'action. Je n'ai pas à répéter les objections présentées aux doses élevées de sulfate
de quinine, encore que, *prudemment*, ce sel

1. S'KINNER. *Sur une nouvelle méthode balnéothérapique.*
Thèse de Paris, 1885.

ne soit administré que *tous les 3 jours*, dans la médication de Bouchard. C'est donc une thérapeutique complexe, et qu'il nous faut finir d'examiner, car les moyens précités ne s'adressent qu'à l'état fébrile. Contre l'état intestinal, un purgatif est donné méthodiquement tous les 3 jours (15 grammes de sulfate de magnésie). J'ai dit au début de ce volume les inconvénients des purgatifs.

Pour l'antisepsie générale et intestinale, dont Bouchard s'est fait l'initiateur, nous trouvons 40 centigr. de calomel par jour en 20 prises de 2 centigr. (une toutes les heures), pendant 4 jours consécutifs ; puis, quotidiennement, le malade prend par doses répétées un mélange de 4 grammes de naphtol et de 2 grammes de salicylate de bismuth. Matin et soir, lavement d'eau naphtolée. Je n'ai pas fait mention du mélange si répugnant que j'ai vu prendre durant longtemps aux malades de Bouchard, auquel sans doute l'auteur a renoncé, et qui se composait d'un mélange d'iodoforme et de poudre de charbon délayé dans la glycérine. On a vu les objections

Résultats inférieurs au Brand.

Inutilité démontrée des purgatifs.

Dangers des mercuriaux.

Antisepsie virtuelle.

capitales et vraiment scientifiques que Furbringer et Stern ont adressées à cette soi-di-
sant antisepsie, qui à l'heure actuelle règne en
souveraine maîtresse dans toutes les maladies
du tube digestif.

*La métho-
de de Bou-
chard n'est
qu'une médi-
cation symp-
tomatique.*

Au résumé, la méthode du professeur Bouchard, dans son éclectisme apparent, n'est
qu'une médication symptomatique. Insuffisante dans ses procédés de réfrigération, con-
damnée à recourir à l'antipyrèse et aux
médicaments les plus divers, — mercuriaux,
purgatifs, absorbants, — elle n'a pas le mérite
de la simplicité. Donne-t-elle des résultats
supérieurs au Brand régulier? Non, car sa

*Mortalité
faible.*

mortalité atteint encore 9,74 p. 100 (554 cas,
54 morts). Je crois que cette médication ne
survivra pas à son auteur, encore que ce soit
une de celles qui à l'heure présente donnent
les meilleurs résultats.

Nous arrivons maintenant au Brand régulier, qu'il nous faut étudier et décrire avec
soin, car, ainsi que j'ai eu le regret de le dire,
beaucoup de ses partisans ne l'appliquent pas

intégralement, chacun ayant voulu le modifier : celui-ci supprimant l'affusion froide; cet
autre, les grandes compresses intercalaires
aux bains; ce dernier, le massage pendant le
bain. Enfin il n'est pas jusqu'aux modifications nécessitées par la gravité de la maladie,
le moment où le traitement est commencé,
qui ne soient mal connues, et cela malgré les
écrits de Brand et de toute l'École de Lyon.

Il importe de fixer ce qu'on doit entendre
sous le nom de *bains froids*, car beaucoup qui
administrent des bains à une température
quelconque s'imaginent faire de l'hydrothérapie froide, alors qu'ils ne mettent en œuvre
qu'un procédé absolument différent de celui
recommandé par Brand.

Je trouve la confirmation du fait dans un
travail récent d'un médecin anglais, le docteur
Barr, de Liverpool. Rendant compte des résultats qu'il a obtenus dans le traitement de
la fièvre typhoïde par les bains *froids*, l'auteur
nous dit que les malades étaient maintenus
dans une baignoire contenant de l'eau à 32
ou 33°. Lorsque leur température corporelle

s'abaissait au niveau normal, on ajoutait de *l'eau chaude*, mais sans que la température du bain fût portée au-dessus de 35°,5. (Analysé *in Deutsche med. Zeitung*, 1892, n° 61, p. 704.)

On avouera qu'une pareille manière de faire est absolument le contre-pied des procédés de réfrigération qui se réclament du nom de bains froids. A mon avis, on doit entendre seulement sous le nom de bain froid toute immersion dans de l'eau ayant au plus 25°. A partir de ce chiffre, au-dessus de lui le bain est plus ou moins *tiède* ; au-dessous de 18° il est *très froid*.

Dans les pages qui suivent, je traiterai de la technique convenant aux cas simples, aux cas compliqués, ou intenses, les complications elles-mêmes devant être passées en revue à la fin de ce volume.

TECHNIQUE DU TRAITEMENT
PAR LE BAIN FROID D'UNE FIÈVRE
TYPHOÏDE SIMPLE

Pour traiter un typhique, il faut disposer d'abord d'une baignoire. Il faut la choisir grande, appropriée à la taille du sujet, assez haute pour que le malade soit complètement recouvert par l'eau, alors qu'elle n'est remplie qu'à moitié, ce qui doit toujours être, puisque l'affusion qui sera pratiquée durant le bain augmentera encore très notablement la quantité d'eau contenue dans la baignoire, menaçant ainsi de faire déborder cette dernière, si elle était trop pleine. Quand la baignoire est de bonne qualité, sans aspérités pouvant blesser le siège du malade, il est inutile de la pourvoir d'un fond de bain. Comme il n'est pas de détail négligeable, je conseille même aux praticiens de la ville, de déconseiller l'usage du fond de bain. Si fine que soit la toile employée, pour peu qu'un pli saillant existe, il ne manquera pas de « mâcher » l'épiderme du malade, et comme le nombre des bains est souvent considérable, ce petit traumatisme pourra être l'occasion d'une éraillure de la peau, porte d'entrée pour les infections locales, pour la venue de quelque malencontreux furoncle par exemple.

Situation de la baignoire. — Elle sera placée

à côté du lit, bien abritée des courants d'air par un paravent, qui, ainsi que le dit Brand, cachera les préparatifs du bain qui émotionnent si fort certains sujets. Si le malade est capable de se mettre seul au bain, il aura ainsi la plus courte distance qui soit à parcourir, 3 à 4 mètres; ou si, ce qui est fréquent, on est dans l'obligation de le porter, la fatigue pour le patient et les personnes qui lui donnent des soins sera minime.

Eau du bain. — Elle sera d'une belle limpidité autant que faire se pourra, et, pour peu que le malade présente sur le corps, comme cela est si fréquent, quelques pustules d'acné ouvertes, ou toute autre solution de continuité même très petite, on ajoutera à l'eau du bain une substance telle que le naphtol ou le salol : ce dernier est malheureusement trop coûteux pour que l'emploi en puisse être recommandé. Pour une baignoire ordinaire, 40 à 50 grammes de naphtol suffisent. Il va sans dire que ces précautions n'ont trait qu'à l'antisepsie de la peau; que dans la petite clientèle ou celle de la campagne on se passera de l'adjonction de cette

Eau
naphtolée.

substance, qui augmenterait le coût du bain, celui-ci n'acquérant aucune vertu thérapeutique de l'adjonction du naphtol autre que celle de défendre la peau contre les infections.

L'eau du bain sera renouvelée chaque jour, plus souvent si le malade souille sous lui. A la campagne, où les facilités sont toujours moins grandes, il n'y aura pas grand inconvénient à conserver l'eau pendant plusieurs jours si son impropreté n'exige pas son changement.

Température du bain. — Quelle doit-elle être? Brand lors de ses premières tentatives l'avait fixée entre 15 et 20°, et depuis lors, malgré les critiques nombreuses qu'on lui a adressées, il a maintenu ces limites. C'est une question très importante, sur laquelle il convient d'être bien fixé, car on peut dire que d'elle dépend en partie le succès de la médication. En Allemagne, il y a de nombreux partisans du bain très froid, *c'est-à-dire au-dessous de* 15° *jusqu'à* 8° (Jurgensen, Bartels, Heubner, etc.). Les arguments donnés à l'appui sont que plus les bains sont froids, plus ils sont courts et rares, plus ils mettent les malades à l'abri des complications cardiaques et pulmonaires. Brand a objecté avec raison que de pareils bains n'étaient indiqués que dans certaines formes d'une résistance extrême à la réfrigération, que de plus ils étaient insupportables, et qu'enfin, même sous le bénéfice de leur moindre répétition, — ce qui n'est pas absolument prouvé, — il n'y a pas lieu à les substituer aux bains simples froids. La température ordinaire du bain, pour les cas simples, sera de 18°.

Convient-il de commencer d'emblée le traitement par le bain donné à cette dernière température? C'est mon sentiment, surtout si l'on ne néglige pas les prescriptions dont on trouvera plus bas l'énoncé. Il est cependant un grand nombre de malades chez lesquels on se sentira moralement obligé de ruser : pour leur atténuer l'impression pénible du premier bain, aussi bien que pour tâter leur résistance à la réfrigération, le premier bain sera donné à 22°; puis peu à peu les suivants seront abaissés de 1° chaque fois, de telle sorte qu'après une période de 24 heures la température de 18° soit atteinte. On voit donc, et je ne saurais trop insister sur ce point, qu'il ne faut pas s'enfermer dans une formule étroite, et dire : « Le bain aura toujours, quoi qu'il advienne, une température fixe. »

Ce qui doit guider le médecin, le vrai clinicien, c'est l'état général. Il n'est donc pas vrai de nous dépeindre comme de véritables et « parfaits garçons de bain » appréciant uniquement la température de l'eau. C'est l'état du système nerveux, du pouls — cette clef de la maladie, — aussi bien que de la température fébrile qui nous guideront. En ce qui concerne cette dernière, on peut dire que toutes les fois que la réfrigération obtenue après le bain n'atteindra pas les environs de 1°, c'est qu'elle sera insuffisante, qu'en conséquence il y aura lieu à abaisser la température de l'eau, pour la ramener aux environs de 15°, sans parler de la durée du bain, qui va nous occuper.

C'est la température du malade, son pouls, etc., qui règlent la fraîcheur du bain et sa durée.

Au résumé, ce n'est pas la température du malade *avant le bain* qui doit indiquer celle de l'eau à employer, mais seulement le plus ou moins de degré de résistance à la réfrigération constatée *après le bain* qui doit guider pour le suivant.

Durée du bain. — Il en va de même pour la longueur que doit avoir le bain. Avoir la montre à la main, comme je le vois faire généralement, est encore une mauvaise méthode : c'est toujours la résistance fébrile qui doit fournir la mesure. Pour donner aux médecins un point de repère facile, je dis : Quand le malade est pris d'un grand frisson, le bain commence à produire l'effet cherché. Au bout de combien de temps éclate ce frisson ? Entre la 9ᵉ et la 12ᵉ minute en général. Il est bien entendu qu'il n'est pas question ici du frissonnement général qu'éprouve tout individu au moment où il se plonge dans un bain froid et qui cède presque immédiatement, mais bien du véritable frisson, que souvent on devra prolonger quelques minutes. La durée moyenne oscille donc entre 10 et 15 minutes pour un bain à 18° donné au commencement de la maladie ; car lorsque cette dernière touche à sa fin, la réfrigération est beaucoup plus facile, et partant la durée du bain pourra être très abaissée.

L'aphorisme de Glénard est parfaitement vrai : *plus le frisson est long, plus le refroidissement est prononcé.* J'aurai l'occasion, dans les pages qui suivent, alors que je traiterai de la conduite à tenir dans les cas graves, de montrer que c'est une formule minima que le bain froid à 18° toutes les 3 heures; que, dans ce que je propose d'appeler la médication *intensive* de la fièvre typhoïde, l'évaluation de la température n'est qu'un des facteurs les moins importants à mon avis, et en tous cas fort au-dessous de l'appréciation de l'état de l'appareil cardiaque. En conclusion, ce chiffre de 39° ne doit pas être considéré comme une règle fixe.

Ces différents paragraphes peuvent se résumer ainsi : *Chaque 3 heures, si le malade a 39° rectal, le baigner durant un quart d'heure dans l'eau à 18°.* Voilà la formule générale, que dans un nombre considérable de cas le médecin pourra faire afficher au lit du malade, lorsqu'il se défiera de la mémoire de l'entourage et plus encore de son jugement.

Technique de la thermométrie. — Il est non

moins important que le médecin donné de *précises* indications sur la manière de prendre les températures aux personnes qui soignent le malade, et c'est pour ce motif que je n'hésite pas à consacrer ce court chapitre à la façon de procéder.

Il faut avoir *un bon thermomètre*, et de préférence *à maxima* : le motif en est facile à fournir, puisque de cette sorte, si l'on se trouve dans un milieu peu instruit, le médecin ou quelque personne assez éduquée pourra lire une température fidèle et donner en conséquence les instructions nécessaires sur la durée, la température, en un mot l'opportunité d'un bain. Dans la clientèle de ville, où l'on a si fréquemment affaire à des femmes, à des jeunes filles dont la pudeur s'alarmerait, les malades ou quelque femme de service pourront prendre les températures, que le médecin n'aura plus qu'à interpréter.

Donc, avoir un bon thermomètre, voilà le point capital, et j'ajoute qu'il sera bon de le vérifier de temps à autre, en comparant les températures qu'il marque avec celles que donnera par exemple le thermomètre du « docteur », afin de ne pas voir un traitement suspendu avant le temps sous le faux prétexte que le thermomètre ne marque plus les températures requises.

Les températures seront toujours prises dans le rectum. — Chacun sait le pourquoi. Fidélité, rapidité, tels sont les deux caractères qu'il y a lieu à opposer aux températures axillaires, qui, à l'encontre, sont toujours suspectes et n'exigent pas moins d'un quart d'heure de durée, d'attitude bien gardée, pour être valables, alors qu'en 4 ou 5 minutes on a la température du malade, quand celle-ci est recherchée par la thermométrie rectale.

C'est ici le lieu de rappeler que Fiedler et Hartenstein, dans leurs études comparatives sur les températures axillaires et rectales, ont montré que la température rectale est plus élevée que dans l'aisselle *après le bain*, tandis que, 30 minutes après le bain, la température, durant trois quarts d'heure, est au contraire plus haute dans l'aisselle.

Fréquence des températures à prendre. — C'est un des reproches qu'on a faits à la mé-

Nombre
des tempé-
ratures quo-
tidiennes.

thode, à savoir : le nombre considérable de températures qu'il faut relever chez un même malade chaque 24 heures.

La critique est de peu de valeur, et au petit ennui qui est imposé, durant 50 à 80 minutes par jour au malade, ne pourrions-nous pas opposer les avantages indéniables qui résultent de ces explorations répétées ? Le médecin est ainsi sans cesse tenu au courant de la chaleur fébrile, pour peu qu'il consente à construire un de ces graphiques dont nous parlerons plus bas ; il assiste d'heure en heure presque aux péripéties de la lutte contre la fièvre : il a ainsi un flambeau pour l'éclairer dans sa marche ; les tâtonnements lui deviennent inconnus ; il modère ou augmente ses moyens d'action, et va ainsi plein de sécurité vers le but proposé : la guérison.

Fréquence des bains. — En règle générale, c'est la température du malade qui la réglera, et le lecteur trouvera plus bas les indications précises tirées de la thermométrie ; mais je répète obstinément que ce serait une grave erreur d'avoir les yeux toujours fixés sur la température, pour régler la fréquence des bains aussi bien que leur durée ou leur température.

. Sans doute, c'est un élément capital de jugement, mais *ce n'est pas le seul*. Tel malade peu fébrile, mais adynamisé, devra être baigné souvent avec de l'eau très froide, tandis que tel autre, très pyrétique, pourra l'être plus rarement et moins rigoureusement. Dans le schéma que je décris, n'ayant en vue que les cas simples, je me range très volontiers à la formule adoptée par Brand et par toute l'École de Lyon : *Baigner le malade toutes les 3 heures, jour et nuit*, chaque fois que sa température atteint 39° ou les dépasse. Brand a trop bien justifié la nécessité *absolue* du traitement nocturne pour que je ne lui cède pas la parole quand il dit que, sous prétexte de ne pas troubler le repos du malade, on supprime les bains de la nuit : « Peut-on appeler repos, écrit-il, l'agitation, l'insomnie, l'accablement de la fièvre, les soubresauts des tendons? C'est confondre la stupeur avec le repos véritable. Le vrai moment de repos est celui qui suit le bain froid. Douze bains par jour ne suffisent pas à combattre l'effet fâcheux de la suppression des bains de la nuit. »

Moi-même j'ai insisté à la Société médicale des hôpitaux sur cette inéluctable nécessité, sous peine de compromettre le succès de la médication, et j'ai pu dire, non sans raison je crois, à un de mes contradicteurs, que suspendre la moitié du temps le bain froid ce serait agir à l'instar d'un chirurgien qui ferait une antisepsie minutieuse le jour et l'abandonnerait la nuit.

Température du malade indiquant la nécessité du bain. — Les opinions ont beaucoup varié sur ce point. Brand, au début, pensait qu'une température de 39°,5 *axillaire* était celle qui devait être atteinte; Jurgensen admettait même 40°. Depuis lors, le médecin de Stettin a reconnu que sa limite était trop haute, que la lutte contre la fièvre, dans ces conditions était trop inégale, et, adoptant désormais les températures *rectales* comme les seules dignes de confiance, il a fixé la température de 39° (soit 38°,5 dans l'aisselle) comme nécessitant un nouveau bain.

· Les températures sont donc relevées toutes les 3 heures (c'est de leur notation que va dépendre le bain), soit 8 fois avant le bain et 8 autres fois *après* que le malade a pris son bain ; au résumé, 16 fois dans les cas simples, en plein traitement ; car, à mesure que le malade *sautera* des bains, il n'y aura plus lieu, bien entendu, qu'à prendre une température 3 heures après. Dans les cas graves, où le médecin a besoin d'avoir des renseignements précis sur la marche de la fièvre entre les bains, force est de prendre des tempéra tures plus fréquentes, toutes les 2 heures par exemple. Le malade devant être baigné à un aussi court intervalle de temps, le nombre des températures peut être ainsi porté à 24, 30, et même plus, par 24 heures. Mais ce n'est jamais que *temporairement*, quelques jours, souvent quelques heures à peine, qu'on est dans l'obligation de recourir si fréquemment au thermomètre : bientôt on revient à la formule ordinaire, et dès que le malade va mieux, puis bien, le nombre des températures s'abaisse jusqu'à ne plus fournir

Tempéra-
tures avant
et après le
bain.

que les indications du matin et du soir.

Il est indifférent de choisir une heure quelconque pour prendre les températures. J'ai l'habitude, dès que je me trouve en présence d'un malade, de commencer *de suite* le relevé de sa courbe thermique et d'indiquer *par écrit* à ceux qui l'entourent les heures précises où d'autres températures doivent être relevées; mais souvent, pour plus de facilité, il est bon de donner des heures fixes dont le milieu se souviendra volontiers, qu'on pourra même noter sur une fiche. Pour les températures à prendre après le bain, il y a grande importance à ne les prendre que *10 minutes au plus tôt après* que le malade est sorti de l'eau, le grand frisson étant moins fort à ce moment, le sommeil qu'il serait cruel de troubler n'étant pas encore venu; toutefois il ne faut pas reculer cette limite au delà d'une demi-heure, le maximum de l'abaissement thermique paraissant être atteint dans cette première demi-heure qui suit le bain.

Ces explorations répétées déterminent chez

quelques malades un peu de rougeur de la marge de l'anus; Tripier et Bouveret parlent même « de l'inflammation du rectum et d'abcès à la marge de l'anus ». J'ignore si c'est à la minutie des recommandations que j'adresse toujours et souvent aux personnes chargées de prendre les températures, mais sur plus de 100 000 températures prises chez mes malades depuis 5 ans, je n'ai pas observé une fois un abcès qu'on pût légitimement attribuer au thermomètre. Je viens de le dire, j'ai noté un peu de sensibilité rectale de temps à autre, et j'ai cru toujours devoir rapporter cette dernière au manque de douceur ou à la négligence des infirmiers.

Les précautions à prendre sont les suivantes :

La cuvette du thermomètre doit être *petite*, *ronde*, c'est-à-dire absolument mousse. Chaque fois qu'une température va être relevée, le thermomètre est retiré de la solution antiseptique dans laquelle il doit *constamment* séjourner; il est essuyé avec un tampon d'ouate aseptique, puis graissé avec de la vaseline

stérilisée. L'introduction en doit être *très
lente, très douce*, et s'opérer sans frottement.
Quand la cuvette a disparu derrière le sphin-
cter, il est *maintenu* 3 minutes par la personne qui prend la température : en ne l'aban-
donnant pas, on évite ainsi ces pressions qui,
minimes mais très répétées, amènent probablement les inflammations dont je parlais
plus haut. Quand le malade est agité, une
pareille technique s'impose, puisque le thermomètre serait facilement brisé lors d'un
mouvement brusque ; chez les enfants, si souvent indociles, il faut procéder de même.

Le thermomètre est alors retiré, la température marquée sur une feuille *ad hoc;* on
essuie l'instrument ; d'un coup sec on fait
redescendre la colonne thermométrique s'il
est *à maxima*, puis on le replonge dans la solution.

En procédant ainsi, on peut avoir la sécurité et aussi la confiance que les températures
prises sont fidèles.

Je ne saurais trop recommander aux médecins de prendre eux-mêmes, *et à l'impro-*

Vérification
des tempé-
ratures.

viste, quelques températures, pour vérifier celles qu'on leur montre. Quelquefois ce sont des gardes-malades paresseuses, ou s'entendant avec les malades à qui les bains déplaisent, qui notent une température inférieure de quelques dixièmes de degré à celle qui devrait être atteinte pour la prise d'un bain. Cette supercherie démasquée une fois, il y a chance qu'elle se renouvelle peu durant le traitement.

A la campagne, il ne faut pas se dissimuler que le médecin sera le plus souvent dans l'impossibilité d'avoir des températures aussi fréquentes. Outre qu'à cause des distances il ne voit son malade que rarement, il ne peut se fier au milieu illettré, qui, règle générale, ne saura pas lire un thermomètre. C'est pour ceux-ci que Brand a donné le signe précieux de la rougeur de la joue, qui, quoi qu'on en ait dit, est de grande valeur.

Procédé
pour les mé-
decins de
campagne.

Aussi le praticien appelé à exercer dans des milieux semblables, et suffisamment éclairé sur la marche habituelle d'une fièvre typhoïde traitée par les bains froids, pourra fournir des indications encore suffisamment précises pour permettre la cure régulière du malade.

Est-il appelé au début, il pourra prescrire durant 4 à 5 jours la formule habituelle : 8 bains dans les 24 heures; vers le 6ᵉ jour du traitement, il supprimera un ou deux des bains du matin; s'il est au contraire appelé plus tard et que la fièvre soit intense, l'état grave, il maintiendra et accentuera le traitement méthodique, quitte à le modifier à sa première visite.

Feuilles de température. — Il est nécessaire que chaque malade soit pourvu de deux feuilles de température : sur l'une seront transcrites les températures avant le bain, sur l'autre, celles recueillies après. De la comparaison, de la juxtaposition de ces deux graphiques, résultera pour le médecin une précieuse source de renseignements, et ces feuilles seront toujours faciles à établir une fois qu'on aura familiarisé un infirmier avec la façon de les construire. Dans la pratique hospitalière et de la ville, dans les milieux instruits, je préfère la feuille unique avec les deux tracés superposés, auxquels je fais toujours adjoindre la courbe des urines et, lorsque cela est possible, les variations de l'urée. C'est dire la nécessité, à mon sens, de recueillir tous les jours *toutes les urines*. Le bocal destiné à cela, et qu'on graduera aussi sommairement qu'on voudra, fournira au médecin des indications pronostiques supérieures à celles du thermomètre, égales au moins à celles du cœur. Aussi dirais-je volontiers sous forme aphoristique, en paraphrasant la phrase de Liebermeister : « Si le pouls est la clef du pronostic, la diurèse est l'étalon de la guérison : tout malade qui urine beaucoup guérit. »

Grande nécessité de juger la diurèse.

Le pronostic est dans la diurèse.

AVANT LE BAIN

La température est relevée : si elle indique la nécessité du bain, le malade est dépouillé de sa chemise, qui doit être le seul vêtement qui le couvre; c'est dire qu'il faut supprimer pendant la période fébrile les camisoles, gilets de flanelle, dont les familles surchargent leurs malades. Si c'est la première fois que le malade est baigné, pour lui éviter le saisissement qui accompagne toute immersion brusque, on aspergera la figure et le thorax avec de l'eau plus froide que celle dans laquelle on va plonger le malade; cela fait, le malade sera porté au bain. Si c'est un enfant, une personne suffit; si c'est un sujet obèse, et que le personnel d'infirmiers soit restreint, il vaut mieux l'asseoir dans un fauteuil, le rouler jusqu'à la baignoire, puis l'enlever doucement, sans efforts, sans brusquerie, et le déposer dans la baignoire. Dès cet instant, un grand frissonnement éclate, une certaine anxiété se peint sur le visage du patient, quelques femmes même crient.

Le médecin doit toujours être présent lors de l'administration de ce premier bain; il doit rassurer le malade, et l'exhorter à la patience (BRAND). Au bout de la première minute, ce grand émoi tombe : si le malade n'est pas trop stupéfié, il ouvre les yeux, regarde les assistants, dit même quelques paroles, qui le plus souvent ont trait, on peut l'imaginer, à la durée probable du bain, à sa température. Le médecin répondra à toutes les questions, dira au malade que ce froid est nécessaire pour éteindre le feu de sa fièvre ; il l'invitera à boire un verre d'une boisson froide, eau ou lait ; puis l'on procédera à l'affusion.

Affusion. — Si c'est un homme, la tonte des cheveux aura été facile ; si c'est une femme, on aura relevé sur le sommet de la tête les cheveux nattés et roulés en chignon.

Pour éviter l'entrée de l'eau dans les narines, les yeux, il sera nécessaire de mettre au-dessus du front une serviette roulée, Technique. qui s'opposera ainsi au ruissellement de l'eau sur la face. Ces précautions prises, on procédera à l'affusion. Dans les cas simples, l'eau du bain peut servir : on remplira un arrosoir ou tout autre récipient à petite ouverture, et l'on versera *lentement* et d'une façon continue l'eau, d'une faible hauteur, sur toute la région de la nuque. Dans les cas intenses, Tempéra-
ture. l'eau qui sert aux affusions doit être très sensiblement plus froide que celle du bain, j'ai l'habitude de me servir d'eau à 10°. Quelle

Durée. doit être la durée de l'affusion? J'ai adopté entièrement la formule de Brand, que je trouve très suffisante, et qui consiste à faire toutes les 5 minutes une affusion de 2 minutes, *au début, au milieu* et *à la fin* du bain, soit 6 minutes pour des bains de 15 minutes. D'autres, parmi lesquels Tripier et Bouveret, préconisent l'affusion *continue* pendant toute la durée du bain.

Je ne crois certes pas cette pratique mauvaise, mais elle est très désagréable. Lorsqu'en effet l'affusion est pratiquée avec de l'eau à température inférieure à celle du bain, le malade est toujours surpris péniblement; il éprouve une strangulation, un étouffement, qui donnent à son visage une anxiété extrême, alors même que l'eau ne dégoutte pas sur sa figure : c'est pour ces motifs que la triple affusion de deux minutes constitue ma pratique.

PENDANT LE BAIN

Le malade une fois dans sa baignoire est invité à s'étendre. On lui fait boire, aussitôt son entrée, une ou plusieurs gorgées de limonade au vin ou de sa potion alcoolique, voire même du vin; puis pendant toute la durée du bain un infirmier préposé à cette fonction le frotte vivement, à l'aide d'une forte éponge, sur tout le corps, à l'exception de l'abdomen, que je fais toujours respecter. Ces frictions, sur lesquelles Brand et Vogl en particulier ont insisté avec raison, et qui n'ont reçu de Tripier et Bouveret qu'un faible appui, sont destinées à activer la circulation périphérique, et par conséquent à rendre moins sensible l'impression du froid. Elles *sont très utiles*, quoique peu employées.

Frictions. Massage du corps.

Continuation du bain. — Nous sommes arrivés à la dixième minute du bain. A ce moment, en général, le malade fait entendre une plainte plus vive contre le froid qui l'envahit; s'il ne parle pas, son visage le fait pour lui. Il cla-

Éclosion du frisson.

que des dents, tout son corps est secoué par un grand frisson : c'est l'indice que la température centrale est abaissée, que le bain doit cesser, Dans les cas graves dont je parlerai, je dirai qu'il est nécessaire souvent de laisser les malades frissonner *plusieurs minutes;* mais dans les cas simples, dès la première ou deuxième minute qui suit le frisson, le bain doit être cessé. A ce moment nouvelle dose de vin ou de cognac. Le bain ne doit être suspendu que si une cyanose ou une pâleur anormale se montrent avec de l'oppression.

APRÈS LE BAIN

Suivant son état, le malade est enlevé de la baignoire, ou sort seul. Tel qui avait été porté au bain le quitte quelquefois soutenu à peine par un bras, tant l'action tonique de l'eau froide s'exerce vite chez certains. Quoi qu'il en soit il est porté sur un lit, sur lequel est étendu un drap sec et un peu chaud. On l'essuie vite et doucement, *en ne touchant pas l'abdomen.* Sur les membres inférieurs on met

Séchage du malade.

une couverture de laine, voire même une boule d'eau chaude aux pieds, et on laisse frissonner le malade, *ce qui doit être*, durant un temps qui varie de quelques minutes à une demi-heure. Le médecin devra donc — et ce ne sera pas sans peine — faire comprendre à l'assistance qu'il est absolument illogique de couvrir le malade de pesantes couvertures et de chauds édredons : ce serait perdre comme à plaisir le bénéfice du bain. Le malade sera couché sur le décubitus latéral, attitude préférable à tous égards au décubitus dorsal, puisqu'il ne favorise pas au même titre l'hypostase pulmonaire et qu'il permet facilement l'exploration thermométrique qui sera faite un quart d'heure après la cessation du bain. A ce moment, une détente générale paraît s'opérer. Le malade, encore éveillé, boit volontiers ; le froid subjectif disparaît : on en profite pour le revêtir de sa chemise, le faire boire ; et puis, comme las, il s'endort souvent. Bien entendu, ce sommeil, réparateur au premier chef, sera respecté et désiré.

Telle est la technique du bain, de l'affusion

et du massage, recommandés par Brand. Pour ceux qui désirent se conformer rigoureusement aux préceptes du médecin allemand, il est bon de toucher un mot des *grandes compresses froides* qui, dans l'intervalle des bains, entourent le thorax en avant, sur les côtés, et tout l'abdomen. Ces compresses, faites avec une serviette trempée dans de l'eau à 10°, sont renouvelées chaque fois qu'elles s'échauffent, c'est-à-dire *toutes les* 5 *ou* 10 *minutes*, suivant l'intensité de la fièvre, à moins que le malade ne dorme d'un sommeil calme. Jurgensen a vivement critiqué cette pratique; et, quoique ce fût celle de Jacquez, de Lure, prédécesseur français de Brand, elle n'a pas trouvé, chez les adeptes français de la méthode des bains froids, d'imitateurs. Brand, dans ses publications ultérieures, est revenu à la charge pour montrer leur utilité, qui ne paraît guère douteuse, parce qu'elle fait vivre le fébricitant dans une sorte d'atmosphère réfrigérante, malgré cela la compresse abdominale est à peu près la seule employée. Pour ma part, je n'ai recours à la compresse thoracique ou mieux

[Note marginale : Compresses froides entre les bains.]

[Note marginale : Doivent être changées toutes les 5 à 10 minutes.]

à la vessie de glace cardiaque, qu'en présence de certaines complications, et cela, non par crainte fausse de voir mes typhiques faire des accidents pulmonaires de ce chef, mais parce que l'expérience m'a montré que c'était déjà beaucoup d'exiger d'infirmiers zélés et intelligents de recueillir en 24 heures 16 températures, de donner au degré voulu, de la longueur prescrite, 8 ou 10 bains, et qu'espérer de pareils serviteurs l'attention soutenue qu'il faut pour renouveler en temps opportun les compresses, c'était trop souvent un leurre. Je me suis assuré trop fréquemment que la compresse abdominale était tiède, sinon chaude, au moment d'une visite inopinée, pour penser que l'*excellente règle* de Brand serait suivie ponctuellement. La conclusion est que, si on peut ajouter à l'action antithermique du bain l'effet réfrigérant des compresses, il faut les employer, parce qu'elles sont sans danger et certainement utiles, malgré ce qu'en a dit Jurgensen, et que, si à l'hôpital cette pratique est difficile, cela tient au personnel trop restreint qui nous est adjoint; mais dans la clientèle cela est tou-

Difficultés matérielles dans les hôpitaux.

.Utilité indéniable des compresses.

jours facile à obtenir de l'entourage ou des parents.

CESSATION DES BAINS

Durant combien de temps doit-on continuer l'administration régulière des bains? Il semble qu'il n'y ait que cette ressource jusqu'à guérison complète; malheureusement, beaucoup ne pensent pas de même.

Un des plus redoutables préjugés qui soient en effet est de suspendre la médication dès que l'amélioration se dessine. Si pareil fait n'émanait que des familles qui soignent par le Brand un des leurs, ce serait chose excusable : on pourrait penser que leur hâte à soustraire un fils, un frère, à une médication qu'ils jugent dangereuse, et qu'ils croient nécessairement douloureuse, est légitime. Mais que dire d'une pareille conduite quand c'est du médecin que vient pareille demande? Je me suis trouvé tout récemment encore en présence de situations semblables; et cela vis à-vis de collègues très éclairés, mais instinctivement défiants du bain froid. Le malade va beaucoup mieux, il est sauvé presque certainement : à quoi bon continuer la médication ? Je laisse à penser si les raisons manquaient pour répondre. « Quoi ! objectais-je, vous allez suspendre un traitement au moment où vous avez la certitude qu'il agit ? Arrêtez-vous donc l'administration de l'iodure ou de la quinine à ce syphilitique dont la gomme centrale se résout, à ce palustre dont les accès s'espacent ? Non ; bien au contraire, vous poursuivez votre traitement jusqu'à cessation complète des accidents : pourquoi agir différemment en cette occasion ? » Il faut qu'en effet le médecin brandiste soit rempli de comparaisons, tirées pour la plupart des médications spécifiques, s'il veut réduire à néant les objections que famille, médecins, lui adressent ; il ne doit pas permettre qu'une interruption de la médication soit faite, sous peine de voir se perdre en quelques heures le bénéfice du traitement suivi.

Le bain ne doit être abandonné que lorsque la guérison est certaine.

DIÉTÉTIQUE DU TYPHIQUE

Boissons et aliments du typhique fébrile baigné. — J'ai déjà dit, dans les prolégomènes de ce livre, le régime qu'il convient d'appliquer aux individus atteints de fièvre typhoïde, mais je crois utile d'y revenir tant l'importance de ces prescriptions est grande à mes yeux. C'est l'honneur de notre siècle d'avoir vu que la diète chez les fébricitants était nuisible : Gianini, Graves, Brand, l'ont compris, et leurs imitateurs n'ont point eu de peine à se ranger à leur avis. On a vu au chapitre qui traite de l'hygiène générale du typhique les notions les plus importantes : ce serait donc faire double emploi que de les répéter ; il suffira de signaler ce qu'il y a de particulier aux malades traités par le système des bains froids.

Soif vive. Les malades baignés boivent en plus grande quantité et plus volontiers que les typhiques soignés avec les médicaments ; ils le doivent certainement à ce fait que, leur

bouche étant plus nette, leur adynamie supprimée, la sensation de soif existe chez eux
vive et intense. Il est commun de voir de
semblables malades absorber 4 litres *au
moins* de boisson par 24 heures. Ma pratique
et celle que je recommande est la suivante :
2 litres de lait cru et froid, quand on est sûr
de sa provenance, 1 litre de bouillon très
léger et *bien dégraissé*, 1 litre d'eau fraîche et
1 de limonade vineuse. Le lait et le vin sont
donnés avant, pendant et après le bain; les
autres boissons, dans l'intervalle, par très
petites quantités à la fois, toutes les 10 minutes quand le malade est éveillé.

Quantité de liquide à ingérer par 24 heures.

La diète hydrique renouvelée de Cyrillo, par
Luton, de Reims, apaise très bien la soif des
malades, détermine une polyurie favorable,
mais a le grave inconvénient de ne pas fournir
à l'organisme du typhique les matériaux nécessaires à la réparation des pertes qu'il subit.

Durant les 15 premiers jours de la maladie,
alors que le mouvement fébrile est continu,
un pareil régime suffit; cependant, dès le 10e
ou 11e jour, il est possible d'y adjoindre, dans

Aliments du début de la maladie.

les 24 heures, 2 ou 3 œufs à peine cuits. Dès que la température s'abaisse, et pareil fait s'obtient chez les malades traités de bonne heure, vers le 15ᵉ ou 16ᵉ jour, j'ordonne un ou deux potages à la crème d'orge, au tapioca, en supplément, et 2 ou 3 jours après, les symptômes s'amendant, j'ajoute à ce régime nutritif un peu de poulet haché, de poisson bouilli, en même temps que les potages sont plus abondants, le nombre des œufs doublé. Chez de pareils malades, plus encore peut-être que chez ceux traités par les médicaments, la faim canine de la convalescence s'éveille de bonne heure. C'est le moment où les malades réclament impérieusement des aliments so-lides, las qu'ils sont des potages et des verres de lait. Le médecin résistera énergiquement à ces sollicitations; il ne consentira à rendre l'alimentation solide que lorsque la période d'apyrexie se sera établie depuis 3 ou 4 jours, et ce ne sera qu'avec modération, peu à peu, par petits repas, que les aliments seront donnés jusqu'au jour où tout danger paraîtra définitivement écarté.

L'alimentation solide doit toujours être tardive.

Voici donc la technique générale du bain froid systématique indiquée; il ne restera plus qu'à l'approprier aux cas. Pour la commodité de la description, j'ai l'habitude de diviser mes tableaux statistiques sous les rubriques suivantes : Fièvres typhoïdes légères, — moyennes, — sévères, — très graves.

En quelques lignes je désire fournir les schémas de ces formes.

Traitement d'une fièvre typhoïde légère. — N'exigera en général que 15 à 30 bains, répartis en un espace de 5 à 6 jours. Si le traitement a été commencé du 7ᵉ au 10ᵉ jour, *comme c'est l'habitude*, la technique est celle formulée plus haut : bain et affusion à 18° toutes les 3 heures, à la température de 39°; dès que ces températures ne sont plus atteintes, l'apyrexie relative se montre, et la guérison s'opère dans un délai de 8 à 10 jours sans encombre. Inutilité de l'alcool.

Formes moyennes. — Même technique, mêmes moyens. Utilité d'adjoindre, suivant l'âge et les antécédents, de *petites quantités* d'alcool. Ces formes réclament en général de 40 à 60 bains, dont la moitié au moins est prise dans la première semaine du traitement, les autres s'espaçant dans les deux semaines qui suivent.

Sévères. — Ici la technique doit être modifiée: il faut « corser la réfrigération » (CHAUFFARD)[1].On ne doit pas craindre d'aborder la méthode intensive, dont on trouvera plus loin l'exposé. Mais, dira-t-on, quelles sont les fièvres typhoïdes auxquelles vous réservez ce nom? Sont sévères à mes yeux toutes les fièvres typhoïdes qui, par l'exagération d'un symptôme habituel ou la survenance d'une anomalie, font redouter l'apparition d'accidents. Sévères sont donc les hyperpyrétiques continues que la réfrigération ordinaire ne modère pas dans le laps de temps communément remarqué; sévères sont celles aussi où le cœur s'affaiblit, où le pouls s'accélère, où le rein ne s'ouvre pas, où l'appareil pulmonaire s'encombre, où l'adynamie pro-

---

1. *Soc. méd. des hôpitaux* (1890).

gresse sous toutes ses formes. J'ai l'habitude de modifier le traitement habituel de la façon suivante, et cela durant tout le temps que la maladie revêt ces formes; dès que, au contraire, la fièvre typhoïde paraît ramenée aux proportions moyennes, la formule habituelle est remise en œuvre.

Technique des cas sévères : 1ᵉʳ bain à 26°; 2ᵉ bain à 24°, et ainsi de suite, en diminuant de 2 degrés chaque bain, pour arriver, au 8ᵉ bain à la température réglementaire de 18°. *Durée plus courte,* 8 à 10 minutes. — Nécessité d'obtenir et de prolonger le frisson, et pour cela, chez les malades dont la lutte contre la fièvre est très tenace, abaisser la température du bain jusqu'à 15°. *Affusion très froide (8° à 10°) pendant toute la durée du bain, avec massage ou friction énergiques sous l'eau sans arrêt.* — Donner de fortes doses d'alcool dilué, 100 à 120 grammes, entretenir une très basse température dans la chambre du malade, en ventilant en permanence si la saison le permet; nécessité *impérieuse* des grandes compresses thoraciques et abdominales. Alimentation *hâtive* du malade par les purées, les œufs, le laitage. Ne pas suspendre de suite le traitement intensif; à la moindre aggravation, porter à 2 heures au lieu de 3 la prise d'un nouveau bain, et, si l'appareil cardiaque faiblit, substituer aux compresses froides, la vessie de glace appliquée sur la région précordiale, qu'on protégera par un morceau de flanelle. Dès que les symptômes s'atténuent, revenir au traitement ordinaire. Si au contraire ils semblent progresser, avoir recours au traitement des cas très graves.

TECHNIQUE DES FORMES MALIGNES
OU COMPLIQUÉES

Les premiers bains seront donnés à une température *inférieure* de 6 degrés à celle du malade (pour 41°, à 35°), et ainsi de suite; puis on ramènera progressivement la température à 27 ou 28°, en faisant d'une façon continue des affusions très froides (8 à 10°) au malade. Ces premiers bains seront *très courts, très sur-*

veillés. A la moindre cyanose, le malade sera enlevé du bain et frictionné ; il va sans dire que tandis que le patient est dans l'eau les rigoureux massages déjà décrits seront pratiqués. En un mot, il faut voir comment le cœur et le cerveau se comportent vis-à-vis de la réfrigération. Brand a excellemment dit que ce n'était qu'avec ce tâtonnement qu'on pouvait juger « des limites qu'on peut atteindre et qu'on ne doit pas dépasser ».

En présence de températures très élevées, j'ai déjà dit qu'à mon sens il y avait lieu à rapprocher les bains, à les administrer toutes les deux heures : je diffère donc d'avis sur ce point avec Glénard, mais comme lui j'insiste sur l'absolue nécessité de couvrir, dans l'intervalle des bains, le malade de compresses froides et renouvelées *très fréquemment.*

Dans ces fièvres graves, la température doit-elle être le guide du médecin ? Le bain ne doit-il être donné que lorsque la température rectale atteint 39° ? Non, ce serait une grossière erreur, une faute clinique énorme. Ce qui seul indique la nécessité du bain, ce qui

Il ne faut plus consulter la température.

règle sa température, sa durée, *c'est l'état général du malade*, c'est l'intensité de son délire, la faiblesse de son pouls par exemple, et nullement sa température. C'est dans ces cas que le vrai médecin se révèle, qu'il n'est plus cet automate qu'on veut faire du brandiste, qui, inspectant le thermomètre, plonge un patient dans l'eau, tire méthodiquement sa montre, et retire au bout d'un temps mathématique le malade. Je ne saurais assez protester, au nom de la clinique, de la logique, contre de semblables calomnies. Ce qui fait la gravité de la maladie dans ces cas, c'est l'envahissement des organes nobles : cœur, cerveau, poumons, reins. C'est pour leur restituer leurs fonctions compromises que le bain doit être donné avec un soin, une variabilité extrêmes, qui rendent ce moyen aussi délicat à manier que les alcaloïdes les plus toxiques. Dans tous ces cas où l'adynamie est la règle, voici la *technique recommandée :* Placer le malade dans un demi-bain à 26 ou 28°; pratiquer, durant 4 ou 5 minutes, la vieille affusion de Currie avec de l'eau à 8 ou

10°, et masser le malade durant tout ce temps.

Conjointement, on donnera avec la plus grande largesse les vins capiteux et riches en alcool (champagne, malaga, porto, bourgogne). On alimentera le malade non seulement avec le lait, mais avec le bouillon, les œufs. Enfin, en tenant compte de l'état de dépression dans lequel est toujours le système circulatoire dans ces cas, on pratiquera soir et matin des injections sous-cutanées de sulfate de spartéine, 0,05 à 0,15 centigr.; de caféine, de 1ᵍʳ,50 à 2 grammes; d'éther, 2 à 3 seringues de Pravaz, et d'huile camphrée.

Dans l'intervalle des bains, la glace sera appliquée en permanence sur le cœur (parésie cardiaque), la poitrine (pneumonie, congestion hypostatique), la tête (délire, convulsions); bref, la médication réfrigérante continue sera employée; mais, je le fais remarquer, ce sera un froid passager, superficiel, *stimulant*, qu'on emploiera, et non un froid prolongé, profond, dépressif. Cette façon de pratiquer le bain, que Glénard a appelée pittoresquement le *bain des moribonds*[1], diffère absolument du bain froid systématique ordinaire : c'est de lui que Brand a dit que, quel que soit le faciès du malade, tant qu'il respire, il ne faut pas se décourager, mais persister dans l'emploi de ce genre de bain.

Cette médication intensive n'est, bien entendu, que temporaire. Dès que le malade revient à lui, que son cerveau se dégage, que son cœur recouvre l'énergie, sa respiration son rythme normal, on revient à l'habituelle formule jusqu'à complète disparition des accidents. Mais, qu'on ne s'y trompe pas, dans ce cas, la lutte est longue, *horrible*, pourrait-on dire. Il faut être soutenu par l'espoir, avoir été témoin de ces « résurrections », pour ne pas abandonner la partie, pour porter à la baignoire ces « morts vivants ». Ceux qui, ayant entrepris une pareille bataille, la gagnent, sont à tout jamais conquis à la méthode. Mais que si, d'aventure, ils commencent leur noviciat du bain par de semblables cas, et

____

1. *Bulletin médical* (18 mars 1888).

qu'ils voient leurs malades succomber, qu'ils n'en rendent pas responsable la méthode !

La médication *intensive* convient aussi aux fièvres qui, d'abord normales et quoique traitées régulièrement par le « Brand », deviennent très graves. Ces cas sont *exceptionnels,* mais il est de toute équité de les signaler. On les rencontre chez les malades tardivement baignés, chez ceux chez lesquels la réfrigération n'a pas été poussée assez activement, enfin chez les *surmenés*, les *alcooliques :* aussi je m'élève absolument contre l'assertion de Glénard disant : « Si la fièvre typhoïde se complique alors que le malade prend déjà des bains froids depuis un certain temps suivant la formule générale, *il n'y aura rien à modifier à cette formule,* bien que la température fébrile se soit élevée, et l'on agira comme si la complication n'existait pas[1]. » Je repousse absolument ce principe, parce que, dans ma pratique du bain, j'ai vu de très nombreuses fièvres typhoïdes qui, baignées,

1. *Bulletin médical, loc. cit.*, p. 364.

n'allaient pas mieux (cas tardifs), et qui, sou-
mises aux réfrigérations intensives et courtes,
ne tardaient pas à prendre, quelque temps
après, l'allure d'une fièvre typhoïde régulière. Enfin, s'il est permis de faire intervenir
la logique, ne doit-on pas affirmer qu'il faut
proportionner l'intensité du moyen à l'intensité de la maladie? Donc je conseille sans
hésiter le *traitement intense* pour toutes les
complications mettant rapidement en péril la
vie des malades.

Effets du bain froid.

Arrivé à la fin de l'exposé technique de la
méthode, il nous faut légitimer notre intervention, notre « agression thérapeutique », disent nos adversaires, et, pour cela, montrer *la
transformation* du typhique baigné, cela fera
comprendre les prescriptions si sévères que
j'ai formulées sur la nécessité du traitement
nuit et jour, *tout le traitement,* pour le motif
bien connu de la rapidité avec laquelle s'ag-
gravent si souvent des fièvres typhoïdes aux
allures bénignes et qui explique si bien les
fréquentes erreurs de pronostic commises.

Les modifications imprimées par le bain à

la maladie se reflètent sur le visage du malade.

La physionomie du malade traité par le bain froid systématique ne tarde pas à présenter les plus heureux changements. Comme je l'ai dit lors de mes premières communications, le point saillant qui frappe tout esprit non prévenu, c'est que la pluralité de ces malades n'ont pas même l'apparence de malades.

Dans nos milieux hospitaliers, j'ai recueilli souvent l'écho des doutes que soulevait le diagnostic. Force était de montrer aux assistants le tracé thermique, l'éruption rosée caractéristique, pour légitimer le diagnostic. Faire le portrait du typhique traité *hâtivement* par le bain, même dans les formes intenses, c'est montrer un individu éveillé d'esprit au bout de quelques jours de traitement, s'intéressant à la thérapeutique suivie, — quelquefois, il est vrai, pour la critiquer vertement, — ayant une soif vive qu'il apaise volontiers par de copieuses boissons, ne présentant pas cette langue collante, noirâtre, si connue; c'est au résumé un malade qui ne tousse pas, dont le cœur est vaillant, dont le rein fonctionne avec une activité surprenante, dont l'intestin est en général silencieux, et qui, durant toute sa maladie, ne présentera qu'un symptôme constant : la fièvre, symptôme que modérera et adoucira le bain.

Voilà la vérité, et non pas une vérité d'emprunt, d'enthousiaste, mais celle que chacun peut constater et affirmer.

C. Vinay, que j'ai déjà cité, me paraît avoir très heureusement résumé les faits en disant :

« Le bain froid agit d'une façon étonnante sur la sécrétion urinaire. J'ai montré, dit-il, que la sécrétion urinaire, malgré la persistance de la fièvre, malgré des températures de 40° et au delà, s'élève parfois à des quantités qu'on ne soupçonnait guère, 6 ou 7 litres par 24 heures. Cette coïncidence d'une pareille polyurie avec des températures élevées donne au traitement hydrothérapique de la fièvre *son cachet original*, et, je dois le dire, c'est dans la fièvre typhoïde seulement qu'on arrive à obtenir des urines aussi abondantes ; dans aucune autre pyrexie, la balnéation ne produit un résultat de cette sorte. »

On ne saurait plus exactement dire. Après une expérience de six années, basée sur un nombre considérable de cas personnels, j'ai acquis la conviction clinique que là est le grand secret des succès de la balnéothérapie, que c'est là que gît son incontestable prééminence sur tous les autres modes de traitement, parce qu'aucun n'est capable de provoquer une pareille émission d'urines, et partant aucun ne permet le rejet au dehors d'une aussi grande quantité de matières extractives. Or, chacun sait la nocivité de ces substances. Gaucher[1], par ses injections croissantes et quotidiennes de tyrosine, de xanthine, de créatine ou de leucine, a montré le côté local, la détermination d'une néphrite; mais qui ne voit le rôle général que ces poisons jouent lorsqu'ils sont retenus dans l'organisme? Donc, arguments chimiques, physiologiques, cliniques, tout prouve la nécessité d'une énorme diurèse. C'est en me basant sur ces multiples données que j'ai pu dire que le pronostic de la fièvre typhoïde était tout entier dans le rein, qu'il était plus

1. *Soc. méd. des hôpitaux*, 23 janvier 1888.

encore que le cœur la clef de l'avenir, et qu'en conséquence c'était vers lui que nous devions fixer notre attention, diriger nos efforts. C'est pour ce motif que j'ai combattu, avant toute recherche chimique, l'introduction de l'antipyrine, dont les propriétés grossières, si l'on peut ainsi s'exprimer, s'affirmaient par l'abaissement du taux urinaire. C'était aller avec la maladie, et le temps n'a pas été long à démontrer le bien-fondé de cette vue *a priori*.

On voit que, quelque idée que l'on se forme sur l'action multiple et *totale* du bain froid, un fait paraît ressortir avec la dernière insistance de l'observation certaine des faits : c'est l'importance capitale qu'acquiert la diurèse *hâtive* et *intense*[1]. Or, le rôle d'émonctoire n'est refusé à personne au rein. Les travaux de Bouchard, Lépine, ont bien montré les variations de la toxicité urinaire suivant les maladies, et deux auteurs lyonnais, au nombre desquels j'ai le plaisir de trouver mon ami Roques, viennent de fournir une élégante dé-

Rôle du rein.

Toxicité urinaire.

Expériences de Roques et Weill.

1. Vinay, *Lyon médical*, 22 novembre 1885, et *eod. loc.*, 8 janvier 1888.

monstration de ce fait en ce qui concerne la fièvre typhoïde. Voici, abrégées, les conclusions de leur mémoire :

« Dans la fièvre typhoïde traitée par les bains froids, l'élimination des produits toxiques est *énorme* dans la période d'état de la maladie. Le coefficient urotoxique devient 5 à 6 fois plus considérable qu'à l'état normal. Cette hypertoxicité décroît à mesure que les symptômes généraux s'amendent et que la température diminue, si bien que, l'apyrexie et la convalescence survenant, l'élimination des toxines est terminée et le coefficient redevient normal. » (ROQUES, WEILL, in *Revue méd.*, *loc. cit.*) Voilà un des principaux motifs : c'est la diurèse et l'élimination énormes ; c'est enfin, à n'en pas douter, l'action tonique, stimulante de l'eau, que tous se plaisent à lui reconnaître ; c'est aussi, dans les formes ataxiques, l'influence sédative, souvent si rapide, si merveilleuse, qu'exerce le froid sur les centres nerveux.

C'est pour ces motifs qu'il faut traiter par la *méthode systématique* tous les malades.

Ce mot de *systématique*, que j'ai annexé à dessein au vocable de traitement par les bains froids, a eu le don d'exciter des critiques presque unanimes, même parmi le nombre relativement élevé de médecins qui pensent que, dans la grande majorité des cas, la balnéothérapie froide reste à l'heure actuelle le médicament souverain et de choix pour triompher de la maladie. « Pourquoi, m'a-t-on objecté, accoler ce mot de systématique? Y a-t-il rien de plus anticlinique que de vouloir traiter une maladie aux formes si multiples, de gravité si variable, avec une médication unique; en un mot, d'appliquer une formule mathématique à quelque chose qui l'est si peu? Réglez votre marche sur la maladie, employez les bains froids lorsqu'ils sont « *indiqués* » : nous serons avec vous dans la campagne que vous avez entreprise pour les acclimater chez nous; mais n'allez pas nous demander de les administrer à des fièvres de *rien*, à des typhoïdettes; bref, n'infligez pas « la question de l'eau » à un malade qui l'est à peine : vous compromettez ainsi le succès d'une méthode que nous croyons bonne. Pour le dire en un mot, trop souvent vous faites « beaucoup de bruit pour « rien. »

Voilà, si je ne me trompe, résumées à grands traits et dans un langage familier, les objections scientifiques ou réputées telles qui m'ont été adressées.

Il me paraît nécessaire de défendre de nouveau ce mot de systématique, non point par amour du mot, mais parce que, dans ma pensée, ce mot est à lui seul une profession de foi.

Qui dit système dit qu'on obéit à un plan qu'on se fait, qu'on dispose de moyens qu'on se propose pour réussir en quelque chose.

Ce qu'est
un système.

Pour beaucoup, ce traitement systématique équivaut à cet esprit de système, si justement critiqué, à cette sorte d'entêtement qui fait que, une fois embarqué dans une voie, on n'en veut plus sortir, dût cette voie vous conduire à l'abîme.

Je demanderai cependant à tous les médecins qui se piquent d'avoir des notions thérapeutiques si tous n'agissent pas en vertu d'un système dans les plus petits actes de leur pratique. Quel est celui d'entre nous qui, consulté pour un épileptique, n'emploie pas systématiquement la médication bromurée? Tous les épileptiques se ressemblent-ils? N'y a-t-il pas des différences aussi profondes entre le grand et le petit mal qu'entre une fièvre typhoïde grave et légère?

Ne donnez-vous pas systématiquement les mercuriaux à vos syphilitiques, la quinine à vos palustres? Y-a-t-il cependant des différences cliniques entre l'accès franc du palustre et les formes dites larvées? Une plaque muqueuse est-elle la même chose qu'une céphalée syphilitique? La médication dirigée contre l'asystolie, quelque cause qu'elle reconnaisse, n'est-elle pas systématique? Je passerais, je pense, la médecine en revue si je voulais montrer que partout où il y a une médication systématique, il y a une médecine, et que, par contre, partout où manque cette systématisation il n'y a que tâtonnements, erreurs. Qui a proposé encore une médication systématique contre le cancer? Personne, puisque par malheur aucun médicament n'est capable en ce moment de lutter contre la maladie. N'est-ce pas un triomphe, au contraire, et quel triomphe! d'avoir vu naître de nos jours la médication *systématique* de Pasteur contre la rage, de l'aération continue, de la suralimentation contre la phtisie?

Partout, à la base de toute médication vraiment digne de ce nom, règne l'esprit de système; mais, je le fais remarquer, l'esprit d'un système spécial, qui est basé non sur des théories *a priori*, mais sur l'expérience, l'observation. Or, tant que la médecine vivra, c'est-à-dire autant que le monde, l'observation restera la maîtresse incontestée; les procédés pourront varier à l'infini, le nom changer, mais il faudra toujours en revenir au contrôle des faits, à l'observation.

En finissant cette courte critique, je me plais à répéter l'argument que j'adressais, à la *Société médicale des hôpitaux*, à un détracteur de la balnéation systématique, c'est que pour le bain froid comme pour l'antisepsie, il faut s'astreindre à des règles. Il adviendra peut-être du traitement que je préconise ce qui est advenu de l'antisepsie chirurgicale, à savoir que bien des idées théoriques tomberont, mais que les faits resteront. Sans doute aujourd'hui le « spray » de Lister est tombé en désuétude; l'acide phénique, l'iodoforme, ont été détrônés par l'eau bouillie; l'asepsie a détrôné l'antisepsie : croit-on que l'une serait sortie de l'autre si on n'avait au début suivi ponctuellement les idées du chirurgien anglais? Aussi, quoique Lépine[1] « trouve étrange que l'eau froide reste définitivement le meilleur traitement d'une maladie infectieuse », il faut bien se rendre à l'évidence. L'auteur que je cite avoue d'ailleurs — non sans regret, je pense — qu'il a cherché, comme bien d'autres, à découvrir un bon traitement médicamenteux, parce qu'il n'a jamais été un fanatique des bains froids, mais qu'en fait, et pour le moment du moins, il est incontestable que le traitement de la fièvre typhoïde par les bains froids donne un chiffre de guérison *supérieur*

1. *Semaine médicale*, 24 août 1892.

à tous les autres, variant, suivant les séries, de 92 à 96 p. 100. Ceci nous conduit logiquement à juger la méthode à la lumière des faits.

Quoique ce livre soit destiné aux médecins des régions les plus diverses, je ne donne pas à dessein les chiffres de mortalité trop souvent contestés, de provenance étrangère ou extra-parisienne. Fréquemment, on a dit qu'ils provenaient d' « erreurs de diagnostic »; le soupçon de « mauvaise foi » ne leur a pas été épargné; je désire qu'il n'en soit pas de même pour ceux que je vais citer. J'affirme que tous ces faits ont été recueillis dans la pratique hospitalière: j'ai élagué tous ceux de la ville, me refusant le puéril honneur, la satisfaction de montrer une statistique presque vierge de mortalité.

RÉSULTATS CLINIQUES

Le bain froid systématique donne-t-il de meilleurs résultats que les autres modes de traitement? Est-ce à juste titre que ses partisans le prônent? Quelles raisons font-ils valoir?

D'abord ils donnent des faits, puis des théories. Ces dernières nous retiendront peu, tandis que les statistiques nous arrêteront, quoique ce soit une mode de dire beaucoup de mal d'elles. Outre que cela est très facile, c'est un procédé commode pour contester des résultats qu'on ne veut pas admettre. Donc dire que toute statistique est un « procédé grossier de discussion », nécessairement entaché d'erreur, alors même que la bonne foi et la méthode ont présidé à son établissement; répéter que la statistique « est bonne fille et se livre à qui sait la prendre », tout cela sont de pauvres arguments inutiles à réfuter. Cette statistique dont on médit si fort n'en a pas moins prouvé, d'évidente façon, que la mortalité typhique a baissé de moitié environ depuis vingt ans; c'est elle encore qui, malgré les clameurs des retardataires, a démontré que, grâce à l'antisepsie, la mortalité des opérés a baissé aussi dans des proportions inconnues; enfin c'est cette même statistique tant décriée qui prouve d'année en année que le traitement antirabique de Pasteur;

si extraordinairement attaqué, vaut ce qu'il
promettait. Si nous voulons donc conclure
de l'étude qui précède quelle est la meilleure
méthode thérapeutique, c'est à la statistique
que nous nous adresserons ; et j'ai bon espoir
que le lecteur impartial ne verra pas dans
les résultats « l'art de torturer les chiffres
et de faire dire aux statistiques ce que l'on
veut », mais tout uniment ce qui découle d'un
examen logique et sérieux. Pour parler de
ce qui m'est personnel, de ce qui a été fait à
Paris, par conséquent vu et contrôlé, en cinq
ans, *sur plus de deux cents cas*, dans les hôpitaux les plus divers, en n'élaguant aucun cas
malheureux, *in extremis*, par conséquent en
chargeant ma statistique de morts, qu'aucune
méthode n'aurait évitées, puisque les malades
ne pouvaient être traités, mourant le lendemain, quand ce n'était pas le jour même de
leur entrée ; en admettant résolument ces
hasards, je n'ai qu'une mortalité de 8
p. 100[1]. Or les autres méthodes donnent — les

Statistique
personnelle.

1. Depuis juillet 1887 à juillet 1892, soit en 5 années, j'ai
traité dans les hôpitaux de la Pitié, Laënnec, Lariboisière,

chiffres de Merklen le prouvent — au moins 14 p. 100.

Si on trouve ces chiffres trop restreints, Statistique de Liebermeister. voici la statistique de Liebermeister qui porte sur un nombre de faits considérable et montre que, suivant que le traitement de Brand est appliqué ou mitigé ou abandonné, les résultats varient.

	Malades.	Morts.	
Avant . . .	1 718	469	27 p. 100.
Mixte . . .	982	159	16,2 —
Pur Brand.	1 483	130	8,8 —

Que dire d'adversaires qui, comme Lereboullet, se sont ingéniés à présenter des arguments — si ce sont des arguments ! — pour prouver que la mortalité par le Brand « était identique, voire même supérieure à celle de nos hôpitaux parisiens » ? A moins que ce ne soit, comme le dit spirituellement Glénard, « pour vanter contre la fièvre typhoïde les cataplasmes sinapisés, les applications d'ouate hydrophile, bien imbibée d'essence de téré

Necker, Charité, Maison Dubois, etc., 227 malades, 18 morts ; soit une mortalité de 7,92 p. 100.

benthine, ou encore les grands lavements froids d'infusion de camomille[1] ». On comprendra facilement que je n'aie pas cru devoir consacrer un paragraphe spécial à cette méthode de traitement, qui appartient sans nul doute à l'expectation travestie. A Lyon, comme à Munich, comme à Stettin, il est démontré depuis longtemps que le taux de la mortalité va baissant toujours, et que dans l'armée bavaroise en particulier la mortalité atteint des degrés incroyables, dérisoires, moins de 1 p. 100. Les documents statistiques sur ce point sont si nombreux qu'il me paraît inutile de reproduire ceux que Glénard, Tripier et Bouveret, Mollière [2], toute l'École de Lyon ont fournis. Si je n'en donne pas la nomenclature non plus que les résultats de

1. Lereboullet, *Gaz. hebd.*, 15 janv. 1886, p. 34.

2. Dans une statistique inédite, que le savant médecin de l'*Hôtel-Dieu* de Lyon a bien voulu me communiquer, je relève les chiffres suivants qui se passent de commentaires. De 1887 à 1891, malades traités à l'*Hôtel-Dieu* de Lyon 164. Guérisons 156. Morts 8. Mortalité 4,75 p. 100. C'est un résultat magnifique *pour un milieu hospitalier*, auquel nous arriverons à Paris, quand le traitement sera généralement employé et qui confirme ce que je dis plus haut, que les chiffres actuels 8 p. 100 de mortalité ne sont que *provisoires*.

Brand, c'est que je ne veux ici parler que des *faits parisiens;* si ce résultat de 8 p. 100 auquel nous sommes arrivés n'est pas encore comparable aux chiffres allemands, j'ai la certitude que ce n'est que passager et qu'avant peu le taux de 5 à 6 p. 100 pour les hôpitaux sera atteint, établissant ainsi que le bain guérit le double des malades traités par les autres méthodes.

Faut-il ajouter les arguments de Naunyn (*Arch. für experiment. Pathologie und Pharmackolog.* Band XVIII, Heft I, c. 2, p. 49, 1885) expliquant le mode d'action du bain? Voici ce qu'il dit.

« L'efficacité du bain n'est pas attribuée à l'action antithermique, car la méthode de Riess (bain tiède permanent) est celle qui influence le plus puissamment la température des typhiques, et pourtant le résultat est 22 p. 100 de mortalité. Enfin la fièvre typhoïde évolue souvent avec des températures relativement basses, et présente néanmoins une grande gravité; dans ces cas, les bains *donnent un relèvement de la température corporelle,* alors

que toutes les autres manifestations s'atténuent. Le bain froid devrait étendre son action à toutes les autres maladies fébriles : or
il paraît que c'est à la fièvre typhoïde seule
qu'il convient. Son action est due à l'augmentation de la sécrétion urinaire, de l'urée et des
substances *excrémentitielles toxiques.* »

J'ajoute que ce n'est pas sa seule action, et
que l'influence stimulante et tonique y joue
aussi un rôle de premier ordre. Je cite d'ailleurs à nouveau l'intéressant article que
Lépine a tout récemment consacré à cette
question et qui résume très heureusement
l'action *multiple* du bain. *Antipyrétique*, personne ne songe à le contester, il suffit de lire
une feuille de température (1); *diurétique*, je
l'ai démontré avec Bouveret et Vinay; *tonique*,
la clinique et l'expérimentation se sont réu-
nies pour en faire une vérité; mais cette action tonique est double en ce qu'elle « exalte
l'activité des tissus et augmente leur résistance vitale (expériences de Speck, Lépine) et

1. Voyez le travail d'Aubert de Lyon (in *Lyon méd.*,
avril 1883).

en ce qu'elle modère la nutrition ». Ainsi
sont associées, confondues dans les actions
les plus diverses, les plus paradoxales pour
rait-on dire, les qualités du bain froid qui
satisfait à toutes les indications.

CHAPITRE IX

TRAITEMENT DES COMPLICATIONS

Le traitement de la fièvre typhoïde ne s'applique pas seulement aux cas légers et graves, mais encore aux complications. Pour abréger, je peux dire que ces complications sont *toutes* justiciables des bains, à l'exception de la *péritonite par perforation*, car en ce qui concerne les hémorragies il y a lieu de distinguer les hémorragies primitives ou secondaires. Traitement des complications.

Examinons en quelques mots les complications de différents appareils.

ACCIDENTS PULMONAIRES.

Congestion. — **La révulsion par les dériva-**
tifs a toujours joui parmi les médecins d'un
grand crédit, les sinapismes, les ventouses
sèches en grand nombre et répétées, font partie de l'arsenal thérapeutique. On fera bien de
ne pas trop compter sur eux, malgré leur
réputation, leur emploi banal ; ma conviction,
basée sur l'observation de nombreux malades,
est qu'ils sont *insuffisants.* Ce dont on se gardera absolument, c'est de l'emploi du *vésicatoire ;* malgré la popularité de ce moyen et
son patronage par des cliniciens éminents,
tels que G. de Mussy, je n'hésite pas à dire
que c'est un déplorable usage. Le vésicatoire
n'est jamais utile, il est souvent nuisible :
telle est ma pensée. Il aggrave les troubles
rénaux ; il est la porte d'entrée des infections secondaires, la cause fréquente de plaques de sphacèle, enfin il n'a jamais fait disparaître une congestion pulmonaire, atténué
la gravité d'une pneumonie.

Les expectorants sont rarement employés. Murchison, après Stokes, a vanté les bons effets de l'essence de térébenthine administrée à la dose de 20 à 30 gouttes par jour. Quant aux *vomitifs*, il faut les bannir, comme les vésicatoires, de la thérapeutique des accidents pulmonaires chez les typhiques.

Après avoir dit ce qu'il ne faut pas faire, examinons la conduite à tenir.

On tiendra le malade dans une *position variable*, décubitus latéral et non dorsal. Si la congestion pulmonaire et, *a fortiori*, la pneumonie se déclarent, on aura recours de suite au bain froid, si on ne l'a pas encore mis en œuvre, et à l'enveloppement thoracique par les compresses froides renouvelées. C'est là aujourd'hui un fait hors de doute qu'il n'est pas de moyen plus puissant, plus rapide, malgré tous les préjugés qui ont cours, pour hâter la disparition de ces congestions pulmonaires hypostatiques qui sont le lot habituel des dothiénentériques traités par les médicaments.

Liebermeister, dans son article *Abdominaltyphus* (in *Ziemssen's Handbuch*), a répondu victoricusement par des chiffres au reproche fait aux bains de provoquer la pneumonie. Avant l'introduction du traitement hydrothérapique on observait 7 p. 100 de pneumonies, 60 sur 861 ; après que le bain est appliqué, on n'observe plus que 6,4 p. 100 de cas, 36 sur 559. Et, comme si ce n'était pas assez de montrer que *non seulement* les pneumonies sont moins fréquentes, il ajoute, avec chiffres à l'appui, que sur 60 pneumonies éclatant dans le cours de la fièvre typhoïde non traitées par le froid, il en meurt 50 p. 100, tandis que par la médication hydriatique le chiffre tombe à 39 p. 100.

Laryngites graves. — La bonne tenue de la bouche, des fosses nasales, en un mot de tous les aboutissants de l'arrière-gorge s'impose chez les typhiques. Si ce nettoyage est bien fait, le médecin aura rarement à s'occuper de complications laryngées. Bien entendu, si la laryngite prend un caractère grave comme dans le laryngo-typhus on pratiquera de suite la trachéotomie. J'ai guéri dans de semblables conditions un malade à Lariboisière.

APPAREIL DIGESTIF·

Vomissements. — C'est un symptôme rebelle chez quelques malades. La glace, les boissons frappées sont connues de tous; fréquemment elles échouent. L'application locale du froid (vessie de glace, pulvérisation d'éther, stipage avec le chlorure de méthyle) est souvent bonne. Quelquefois la sinapisation, l'étoupe imbibée de térébenthine (Murchison), produisent d'utiles effets.

Dans un cas très récent, j'ai pu, en administrant 2 centigr. de chlorhydrate de cocaïne associés au sucre en poudre et donné par doses fractionnées, arrêter des vomissements rebelles.

Constipation. — Les lavements froids sont des plus utiles, ceux de quinine aussi : 1 gramme pour 250 grammes d'eau (Tripier, Bouveret). Ce n'est que si la constipation résiste à tout, que de légers purgatifs (salicylate de magnésie, eau de Sedlitz) seront donnés une ou deux fois.

TRAITEMENT DE LA DIARRHÉE
ET DU MÉTÉORISME

Deux médicaments me paraissent suffisants à indiquer parmi la foule de ceux qui ont été proposés pour remédier à ces symptômes; à savoir : l'*opium*, le plus simple et le plus fidèle, et les poudres absorbantes, comme les *sels de bismuth* (sous-nitrate ou salicylate), la *craie préparée*, la *poudre de charbon*. Les doses seront, pour l'opium, variables suivant l'âge et les indications, de 1 à 10 centigr. par 24 heures. Quant aux poudres de bismuth et de charbon, on les prescrira réparties, en 24 heures, à la dose de 4 à 20 grammes. J'ai d'ailleurs montré que lorsqu'on emploie la médication par le froid, diarrhée et météorisme sont deux phénomènes à peu près inconnus. Brand a recommandé contre la diarrhée les pilules dont voici la formule :

Tannin.	10 grammes	
Extr. alc. noix vomique. .	}	âà 0,10 centigr.
Opium	}	
Ext. de gentiane	0,15	—
F. s. a. pilules de 10 centigr.	q. s.	

(Trois toutes les 3 heures.)

PÉRITONITE PARTIELLE ET TOTALE

La *perforation* si rapidement suivie de péritonite généralisée commande le *repos absolu:* c'est dire qu'à la moindre menace les bains doivent être suspendus, tout le monde est d'accord sur ce point. La glace *intus et extra*, l'opium à larges doses fractionnées (10 à 15 centigrammes dans les vingt-quatre heures), quelquefois la morphine en injections, voilà les armes dont nous disposons. Si la péritonite est généralisée, la mort à bref délai est de règle; si, au contraire, l'infection de la séreuse est limitée, la guérison est possible. C'est devant la gravité terrible de cette complication, notre impuissance à la combattre, qu'on a vu quelques médecins proposer à des chirurgiens hardis une intervention. La laparotomie entreprise dans de pareilles conditions est certainement une opération qui répugnera longtemps à notre esprit. Notre éducation, à nous médecins, n'est pas faite sur ce point; j'assure que, pour ma part, je n'ai pas encore osé convoquer un chirurgien en pareille occurrence. Mais est-ce la vraie conduite? A l'étranger, la toilette du péritoine pratiquée dans un cas semblable a donné *un* succès. Ne voyons-nous pas l'intervention opératoire pratiquée dans les perforations de l'appendice donner des résultats sérieux? Donc, sans recommander la laparotomie, je dis qu'il y a lieu à songer à elle, et que, dans ce cas, il faut qu'elle soit pratiquée *de suite* dès que le diagnostic est assuré.

TRAITEMENT DES COMPLICATIONS
DE L'APPAREIL CIRCULATOIRE

Hémorragie. — Senator donne le S. N. de bismuth à la dose de 0,30 à 0,50 centigr., de 2 en 2 heures. F. Glénard a dit avec raison : « S'il s'agit ou d'une hémorragie capillaire ou de la rupture d'un vaisseau plus important, la température reste élevée dans le premier cas, s'abaisse dans le second. C'est la température qui doit guider sur la conduite à tenir. »

Quand il y a eu hémorragie et que la température reste au-dessus de 39°, le bain froid habituel sera continué. Si la température baisse, repos absolu, vessies de glace sur l'abdomen, injections d'ergotine, administration du perchlorure de fer, de faibles doses d'opium, suspension d'aliments et des boissons. En cas d'hémorragie énorme, tenter la transfusion.

TRAITEMENT DES TROUBLES DU SYSTÈME NERVEUX ET DES COMPLICATIONS

Céphalée. — Le plus puissant moyen est le froid (voyez Bains); si l'on n'y a pas recours, les applications froides (compresses) en permanence. Quant aux révulsions (sinapismes), aux déplétions (sangsues, ventouses scarifiées), ce sont là des procédés dont il sera bon de se garder.

Insomnie. — Symptôme tenace et grave. Le médecin doit savoir combattre le défaut de sommeil qui marque constamment le début de la maladie. J'ai vu employer tous les narcotiques (opium, chloral, haschich, sulfonal), j'ai vu prescrire les associations les plus variées : jamais le sommeil réparateur n'a été obtenu par ces moyens. Je ne saurais donc trop m'élever contre leur emploi, et cela d'autant plus fortement que je les sais communément employés, alors que la pratique du bain fait cesser en quelques heures, au plus en un jour ou deux, les insomnies les plus persistantes.

Ataxie. — A l'heure actuelle, il existe peu de médecins capables de refuser les bienfaits de l'hydrothérapie aux formes ataxiques. J'ai dit, en étudiant la médication réfrigérante, que c'était surtout dans ces formes délirantes que l'affusion très froide et prolongée avait toute son intensité d'action : on y aura donc recours sans hésitation jusqu'au moment où, les symptômes nerveux étant ramenés aux proportions habituelles, on pourra revenir à la médication réfrigérante habituelle.

Le musc, la valériane, le camphre ont été jadis en grande faveur dans ces formes ataxiques, et certains praticiens les emploient encore. Leur saveur très désagréable les fait fréquemment administrer par la voie rectale, et j'emprunte à G. de Mussy la formule d'un lavement dont il dit avoir retiré d'excellents effets :

Infusé de valériane.	100 grammes.
Assa fœtida.	4 --
Musc. . . . . . . 50 centigr. à	1 —
Camphre.	50 centigr.
Mucilage de gomme.	q. s.

Adynamie. — Je serai bref sur les moyens à mettre en œuvre, ayant traité avec les développements nécessaires la technique à suivre en ces cas. (Voy. *Traitement des fièvres typhoïdes compliquées.*) La médication alcoolique, stimulante et intense, par les affusions, la réfrigération continue, enfin j'ajouterai l'alimentation forcée par le gavage : voilà les principaux moyens. J'ai pour ma part guéri quelques malades si fortement adynamisés qu'ils n'avaient plus le réflexe pharyngien, et cela en les alimentant par la sonde, jusqu'au moment où, tirés de leur torpeur par les bains, ils pouvaient être traités par les moyens simples.

COLLAPSUS, PARESSE CARDIAQUE

Senator préconise, en dehors de l'alcool, le castoreum, le musc et les injections d'*huile camphrée*. J'ai signalé l'importance des médications stimulantes, de la spartéine, caféine, etc.; j'ajoute que Winternitz (*Blatter für Klin.*, octobre 1891) a montré que le traitement des affections cardiaques par les applications froides donnait des résultats excellents.

D'après l'auteur : 1° le froid appliqué dans la région du cœur abaisse la température dans la cavité du péricarde et dans le cœur, et par cela il est utile dans les affections inflammatoires de ces organes; 2° il abaisse la température du sang : donc il est utile dans la fièvre en qualité d'adjuvant des autres moyens antithermiques. Jointe au médicament antithermique, la vessie de glace est encore utile parce que tous les antithermiques sont nuisibles au cœur, qu'ils abaissent le tonus des vaisseaux, et ainsi provoquent le collapsus, auquel la vessie de glace s'oppose

directement; 2° il est utile dans toutes fai-
blesses cardiaques, de quelque origine qu'elles
soient; 3° il est indiqué dans tous les cas
d'abaissement de la pression sanguine, partant dans tous les troubles graves de la circulation, dans les fièvres adynamiques.

REVUE CRITIQUE ET CONCLUSION

Arrivé à la fin de cette trop longue revue
thérapeutique, pouvons-nous formuler un avis
ferme, donner un conseil définitif?

Dans le dédale des médications vantées, en
est-il quelques-unes qui mettent *sûrement* à
l'abri de la mort tous ceux que la maladie
frappe? Assurément non. Ce loyal aveu fait,
ne convient-il pas, en embrassant d'un coup
d'œil toute la série des moyens proposés, de
faire un choix? Certainement oui. Nous l'avons
vu et, je l'espère, explicitement montré dans
le courant de cet ouvrage, ce ne sont pas les
médications toniques et stimulantes, antipyrétiques ou antiseptiques, qui peuvent se ré-

clamer d'un pareil succès. Ne visant qu'un des éléments de la maladie, oublieuses de ce grand tout que forme l'organisme souffrant, elles ont mérité, je crois, nos critiques.

J'ai montré les dangers de l'antipyrèse médicamenteuse, depuis la vieille quinine jusqu'à la moderne antipyrine; j'ai prouvé avec des arguments scientifiques que l'antisepsie était souvent illusoire, quelquefois coupable de nombreux méfaits, et l'histoire de l'acide phénique est là pour nous le rappeler. Quant à l'expectation, déguisée ou vraie, je n'ai pas hésité à la dénoncer aux médecins qui me liront.

Sur toutes ces ruines anciennes et modernes s'élève la vieille réfrigération, tour à tour dénigrée, bafouée, ou bien élevée au rang de panacée, mais toujours vivante. Cette longévité inconnue à toutes les autres médications est un des meilleurs plaidoyers qu'on puisse présenter en faveur du froid. Il résiste à l'assaut des années : c'est donc qu'il est le plus fort, qu'il représente la vérité. C'est parce que j'ai été frappé de ce grand fait, comme tant d'autres, que j'ai voulu voir, et qu'ayant vu, j'ai été convaincu. Le bain froid systématique est-il le dernier mot du traitement de la fièvre typhoïde? Désormais la thérapeutique de cette maladie est-elle chose définitive? Nul ne serait assez osé pour le dire, en notre siècle de découvertes incessantes. Mais ce que j'affirme en terminant, ce qui se dégage de toutes les enquêtes, ce sont les résultats; et, comme ce livre a l'espoir d'être pratique, il dit en conclusion aux lecteurs : « Adoptez pour le moment cette méthode : c'est elle qui vous donnera les plus beaux, les plus nombreux succès; grâce à elle, vous connaîtrez rarement les déboires thérapeutiques. Ne l'abandonnez pas sur la seule annonce qu'une autre rivale l'a vaincue, car voilà longtemps qu'elle est attaquée, et cependant elle vit toujours; défendez-la donc, et, comme cet ancien prouvait le mouvement en marchant, montrez ce qu'elle est en guérissant la plupart de vos malades. » Enfin, dites-vous que même ses amis tièdes, lui reconnaissent une telle supériorité, que devant les résultats ils avouent

« que c'est le traitement qui satisfait au plus important des trois grands préceptes de la thérapeutique : *tuto, cito* et *jucunde* ». (Lépine *loc. cit.*)

TABLE DES MATIÈRES

CHAPITRE IV

CHAPITRE V

CHAPITRE VI

CHAPITRE IX

Paris. — Typ. Chamerot et Renouard, 19, rue des Saints-Pères. — 29032